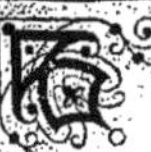

NOTE

SUR LE TRAITEMENT

DE LA

PHTHISIE PULMONAIRE

PAR

LE DOCTEUR AMÉDÉE LATOUR,

Chevalier de la Légion d'Honneur,
Secrétaire du Comité consultatif d'hygiène publique près le Ministère de l'Agriculture, du Commerce
et des Travaux publics,
Rédacteur en chef de L'UNION MÉDICALE,
Membre de plusieurs Sociétés savantes nationales et étrangères.

Publications de **l'Union Médicale**, Septembre et Octobre 1855.

PARIS

AUX BUREAUX DE L'UNION MÉDICALE,

RUE DU FAUBOURG-MONTMARTRE, 56.

1857

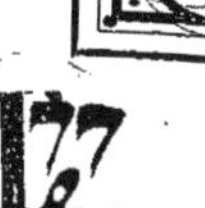

TRAITEMENT

PHTHISIE PULMONAIRE.

NOTE

SUR LE TRAITEMENT

DE LA

PHTHISIE PULMONAIRE

PAR

LE DOCTEUR AMÉDÉE **LATOUR**,

Chevalier de la Légion d'Honneur,
Secrétaire du Comité consultatif d'hygiène publique près le Ministère de l'Agriculture, du Commerce
et des Travaux publics,
Rédacteur en chef de L'UNION MÉDICALE,
Membre de plusieurs Sociétés savantes nationales et étrangères.

Publications de **l'Union Médicale**, Septembre et Octobre 1856.

A PARIS,

AUX BUREAUX DE L'UNION MÉDICALE,

RUE DU FAUBOURG-MONTMARTRE, 56.

1856

TRAITEMENT

DE LA

PHTHISIE PULMONAIRE.

I.

Plusieurs de nos confrères, soit de Paris, soit des départements, et même de l'étranger, m'ont invité à formuler, avec plus de développements que je n'ai pu le faire dans ma lettre à Amussat, publiée dans le numéro du 19 février 1856, les moyens que j'emploie et que je conseille dans le traitement de la phthisie pulmonaire. Je suis d'autant plus porté à céder à cette invitation, que j'apprends, d'une part, que le savant médecin-inspecteur d'une des sources les plus renommées, et où affluent les phthisiques, expérimente en ce moment même sur une assez grande échelle le traitement que j'ai indiqué; et, d'autre part, qu'un très honorable confrère qui exerce dans une localité où les phthisiques vont en très grand nombre passer la saison d'hiver, se dispose à l'expérimenter aussi sur de vastes proportions pendant la saison prochaine.

Que l'expérimentation se fassse, je l'ai appelée et je l'appelle encore de tous mes vœux. Mais il importe qu'elle soit instituée dans les circonstances, dans les conditions, avec les précautions où je l'ai faite moi-même. Aussi, autant dans le but d'indiquer tous les éléments d'une expérimentation qui peuvent la rendre probante, que pour répondre à d'honorables marques de confiance, je vais rappeler ici les principes qui me guident dans le traitement d'une maladie dont la marche, si généralement fatale et si peu influencée par les traitements ordinaires, m'a paru susceptible d'être souvent enrayée par les moyens que je prescris.

Ces moyens, je les demande plus au régime qu'à la pharmacie, et mon traitement est une pure et presqu'exclusive diététique. Je ne fais intervenir, en effet, la matière médicale, qu'à titre d'auxiliaire et pour combattre ou pour calmer des accidents actuels plus ou moins douloureux et inquiétants.

N'ayant rien de nouveau à dire sur les divers éléments pathologiques de la maladie, sur son étiologie, ses symptômes, ses formes, son diagnostic, son anatomie pathologique, etc., je passe outre; je me permettrai seulement cette courte réflexion que j'adresse surtout à mes jeunes confrères qui quittent les hôpitaux pour entrer dans la pratique.

L'histoire de la phthisie pulmonaire, telle qu'elle résulte des beaux travaux de Bayle, de Laënnec, de Louis, etc., a été faite avec des éléments presque exclusivement nosocomiaux. Or, à l'hôpital, la guérison de la phthisie pulmonaire est un événement d'une rareté extrême. D'une part, nos pauvres malades des hôpitaux viennent presque toujours trop tard réclamer les secours de l'art ; et d'autre part, par le fait même des conditions nosocomiales dans lesquelles ils sont placés, ces secours de l'art sont presque toujours inefficaces.

De cette léthalité terrible de la phthisie dans les hôpitaux et de cette inefficacité de la thérapeutique dans ces établissements, est résulté, dans notre littérature médicale, une histoire de cette maladie sombre, désolante et fatale, et dans la pratique un doute, un découragement et une incertitude qui, pour la plupart des médecins, se traduisent soit par l'abstention de tout moyen actif, soit par des essais incorrects et mal soutenus de quelques traitements vantés d'ici et de là.

Eh bien, c'est contre le pronostic fatal et terrible de nos livres, c'est contre la croyance générale à l'impuissance absolue de notre art dans la phthisie pulmonaire, que j'ose essayer de protester et que j'engage mes jeunes confrères à se prémunir.

La phthisie, dans la pratique civile, observée dès son début, sur des sujets qu'il est possible de placer dans des conditions hygiéniques convenables, traitée par les moyens que je vais rappeler, est souvent, plus souvent qu'on ne le pense, susceptible d'être arrêtée dans sa marche.

On ne meurt presque jamais d'une première *poussée* tuberculeuse. Ce sont des poussées successives qui finissent par envahir une portion plus ou moins considérable du poumon, et le rendre impropre à la respiration, soit par son imperméabilité, soit par la fonte qui creuse leur parenchyme d'abcès et de cavernes.

S'opposer, dès ses premières manifestations, aux manifestations ultérieures de la diathèse tuberculeuse, voilà l'indication capitale et suprême à remplir.

La nature toute seule, mais par des procédés dont la connaissance nous échappe, suffit souvent à cette indication. Il est certain et avéré par l'observation et par l'anatomie pathologique que tous les tuberculeux ne meurent pas. Chercher à placer les tuberculeux dans les conditions où la nature les guérit, tel est le but que j'ai eu en vue et que je crois avoir atteint dans des circonstances si nombreuses aujourd'hui, que c'est avec une conviction profonde que j'ose dire à mes confrères : essayez !

Le traitément, ou plutôt la diététique que je conseille aura d'autant plus de chances de réussir qu'on l'emploiera à une époque plus rapprochée du début des premiers symptômes. Les moyens que je conseille ont été employés avec succès dans plusieurs familles où la maladie était manifestement héréditaire et où elle avait fait déjà plusieurs victimes. Je possède, dans mes observations, des faits de guérison datant de quinze et de dix-huit ans, et qui concernent des jeunes gens parcourant aujourd'hui avec succès des carrières honorables, ou de jeunes demoiselles qui se sont mariées et sont mères de famille. Mes faits les plus récents datent de quelques mois, et ces faits me corroborent de plus en plus dans mes convictions. Ainsi la jeune et intéressante malade qui a fait le sujet de la consultation publiée dans notre numéro du 19 février 1856, se trouve, en ce moment, dans l'état de santé le plus satisfaisant. Elle a repris des forces, de l'embonpoint et du teint, et j'ai eu à lutter contre ses désirs de rester à Paris, vaquer aux soins de son ménage, pour l'envoyer passer la belle saison à la campagne. Le jeune consul étranger qui m'a été adressé, au mois d'avril dernier, par un honorable confrère de La Rochelle, a subi une métamorphose complète sous l'influence du régime que je lui ai prescrit, et auquel il s'est soumis avec une exactitude si scrupuleuse, que je n'ai eu besoin de le voir que deux fois pendant la durée de son traitement. Je l'ai envoyé passer une demi-saison aux Eaux-Bonnes pour compléter une cure que je crois définitive. Mon honorable confrère de La Rochelle, s'il lit ces lignes, pourra dire dans quel triste état il m'a adressé ce malade.

II.

Le lait d'une chèvre nourrie avec des aliments additionnés de chlorure de sodium, est le moyen capital que j'emploie dans le traitement de la phthisie pulmonaire.

Mais soit dans le régime de la chèvre qui doit fournir le lait, soit dans la manière dont le malade doit faire usage de ce lait, il y a des précautions à prendre et des règles à suivre qui influent considérablement sur le résultat.

Régime de la chèvre. — La chèvre doit être jeune et bonne laitière. Il ne faut pas la tenir exclusivement à l'étable, si l'on veut que son lait ne contracte pas d'une manière trop marquée le goût qui est particulier au lait de ces animaux et qui déplaît à certaines personnes. Un peu d'exercice tous les jours et une heure ou deux de pâture dans les champs ou dans les prés, sont les moyens les plus convenables d'obtenir ce résultat. Par cette mesure aussi, la chèvre sera moins disposée à contracter des irritations, des inflammations de l'intestin auxquelles la prédispose un long usage du sel marin.

Sa nourriture doit être saine et abondante, pas exclusivement sèche et mêlée d'un tiers au moins d'herbes vertes ou de racines fraîches. On mêlera à la ration quotidienne le chlorure de sodium qu'il faudra qu'elle absorbe, et le meilleur moyen à employer pour cela est de le mêler avec du son ou des croûtes de pain pilées.

Les premiers jours on mêlera aux aliments de la chèvre de 12 à 15 grammes de sel. Il n'est pas prudent de commencer d'emblée par une dose plus forte. Tous les cinq jours, on augmentera de 5 grammes la dose de sel, pour arriver jusqu'à 30 grammes, qu'il est rarement utile de dépasser, à laquelle il faudra se tenir pendant toute la durée du traitement. Le lait d'une chèvre ainsi nourrie contracte, au bout de deux ou trois jours, un goût salé manifeste, mais nullement désagréable, et l'analyse chimique le retrouve en grandes proportions dans ce liquide.

Tous les ruminants, dit-on, aiment le sel marin; cette proposition n'est pas absolument vraie pour la chèvre, et j'en ai déjà rencontré un certain nombre auxquelles il a été impossible de faire manger des aliments salés ou le sel isolément. Aussi je conseille actuellement aux malades de prendre, pendant quelques jours, à l'essai, la chèvre qu'ils veulent acheter, afin de ne pas faire une acquisition inutile. La chèvre est d'ailleurs, et son nom l'indique, un animal fort capricieux dans sa nourriture. Quelquefois, après quelques jours de bon et régulier appétit, elle refuse net l'alimentation salée. Ne la rebutez pas par une obstination qui serait inutile d'ailleurs. Laissez à côté des aliments non salés, ceux qui contiennent le sel, et d'elle-même souvent elle reviendra à ceux-ci pour ne plus les quitter.

On a beaucoup écrit, beaucoup discuté, beaucoup expérimenté sur l'influence du sel sur les animaux. Il me paraît probable que, sur la chèvre, le chlorure de sodium a une influence favorable très marquée. Je dis probable, car toujours l'expérience a été complexe, et il a fallu tenir compte aussi de l'alimentation plus abondante et plus saine à laquelle ces animaux ont été toujours soumis. Cependant, dans quelques cas, les modifications ont été si promptes sur le lustre du poil, sur la vivacité de la bête, sur l'appétit qui devenait quelquefois et subitement insatiable, qu'il est difficile de ne pas l'attribuer à l'influence du chlorure de sodium.

III.

Régime lacté. — Je l'ai déjà dit, c'est au régime lacté, à la manière dont le malade prendra ce lait de chèvre tenant en dissolution le chlorure de sodium absorbé par l'animal, et à la quantité qu'il en ingérera par jour que j'attache et qu'il faut attacher la plus grande importance dans le traitement que j'emploie contre la phthisie pulmonaire.

Comme règle générale, on peut dire que, plus le malade pourra prendre de lait chaque jour, mieux et plus vite iront les choses, à la condition que le lait sera digéré et assimilé. J'ai vu des malades en prendre avec fruit deux litres par jour. La dose ordinaire est d'environ un litre, et cette dose est en général suffisante, si elle est prise avec les précautions que je vais indiquer.

Ces précautions bien simples, consistent à ne prendre qu'une très petite quantité de lait à la fois, mais à de très courts intervalles. Ainsi, le malade porte constamment avec lui sa petite bouteille de lait et de façon à le mettre en équilibre de température avec son corps, et, toutes les deux ou trois minutes, il prend une gorgée de lait. A la fin de la journée il a ainsi épuisé sa provision, sans fatigue pour l'estomac, sans dégoût, inconvénients qui ne manqueraient pas à se manifester si le malade ingérait son litre de lait en deux, trois ou quatre fois.

Une des conditions de succès de ce traitement étant sa durée qui doit se prolonger presque toujours pendant plusieurs mois, on voit qu'il est très important de prévenir la lassitude et le dégoût. Or, le meilleur moyen d'arriver à ce résultat est de ne pas charger coup sur coup l'estomac d'une grande quantité de lait à la fois, mais de n'en confier au contraire que de faibles proportions à ses forces digestives. De cette façon, l'absorption et l'assimilation s'en opèrent à merveille, rien n'est perdu, et le but qu'on veut atteindre est complétement atteint.

Je ne crains pas d'entrer dans ces détails qui paraîtront peut-être minutieux ; mais je les considère comme d'une grande importance et comme devant assurer le succès du traitement. J'ai vu plusieurs malades me revenir après quelques jours de traitement et m'assurer qu'ils ne pouvaient le continuer, tant leur répugnance s'était manifestée vive pour le lait de chèvre. Renseignements pris, j'apprenais qu'ils n'avaient pas compris ma prescription, et qu'ils s'étaient ingurgité de grandes tasses de lait à la fois. Mieux pilotés, après quelques jours de repos, ils revenaient à l'usage du lait à doses fractionnées et s'en trouvaient bien.

La durée de ce traitement, ai-je dit, est, en général, de plusieurs mois. On comprend qu'il soit impossible de rien préciser à cet égard, et qu'il faut nécessairement tenir compte de la période de la maladie pour laquelle on est consulté, de son acuité, de ses complications et d'une foule d'autres circonstances qu'il est inutile d'énumérer.

Un point sur lequel je crois devoir insister, c'est qu'une fois commencé, le traitement par le lait chloruré ne doit pas être interrompu. Si, malgré les précautions indiquées, la lassitude et le dégoût s'emparaient du malade, accordez-lui trois, quatre jours de suspension tout au plus, diminuez la dose si le malade la trouve trop forte, mais encouragez-le par toutes vos exhortations à persévérer. Du reste, le premier mois est le plus difficile; ce premier mois passé, l'habitude est en général prise, et les malades prennent leur gorgée de lait comme les priseurs prennent leur tabac, sans y penser et instinctivement.

Je n'ai pas encore vu de malade dont le traitement ait exigé moins de trois mois consécutifs. Il en est d'autres qui y ont été soumis pendant un an et davantage. En général, le traitement est plus long en ville et pendant l'hiver qu'à la campagne et pendant la belle saison. Les conditions hygiéniques dans lesquelles les malades sont placés, et que j'énumérerai plus bas, ont une influence considérable, et tout le monde doit le comprendre, sur la durée et sur l'efficacité de ce traitement. Je doute qu'il pût jamais réussir dans les hôpitaux, en supposant que son application y fût possible. Je l'ai vu tristement échouer chez de pauvres gens qui avaient pu faire le sacrifice de l'achat d'une chèvre, mais qui ne pouvaient faire conjointement celui d'une habitation saine, d'une nourriture fortifiante et des autres conditions du traitement. Aussi à ce traitement un reproche sérieux peut-il être adressé, et je m'en afflige sincèrement, c'est qu'il n'est accessible qu'aux classes aisées ou riches. Un temps viendra peut-être, si l'expérience générale confirme mes résultats, comme je l'espère, où quelque fondation charitable pourra permettre de placer les malheureux phthisiques des classes pauvres dans les conditions convenables à l'application du traitement.

IV.

Le premier effet de l'usage du lait de chèvre au chlorure de sodium est de calmer et d'éteindre l'état inflammatoire plus ou moins prononcé, mais si fréquent de l'estomac chez les phthisiques. Avec la disparition de cet état, l'appétit revient quand il est perdu, les digestions se régularisent, l'état fébrile se modère, les quintes de toux deviennent plus courtes et plus rares, les sueurs nocturnes moins abondantes et le sommeil plus réparateur.

Ce premier résultat de l'emploi du lait chloruré est à peu près constant, mais malheureusement il n'est pas toujours durable. Si la diathèse tuberculeuse ne peut pas être enrayée, tous les premiers symptômes reprennent leur acuité, de nouvelles poussées de tubercules se succèdent, et le triste cortége symptomatique de la fonte tuberculeuse apparaît.

A cette période de la maladie, le traitement que j'indique n'a pas eu plus de succès que tous les autres. Quelquefois il m'a donné peut-être la consolation de prolonger l'existence des malades. Dans deux ou trois circonstances au plus, sur un nombre considérable de phthisiques que j'ai vus, le traitement a pu s'attribuer l'honneur de modifier si profondément la scène pathologique, qu'une véritable guérison relative est survenue ; mais ce sont là des exceptions bien rares, et je n'en dois pas moins reconnaître que la phthisie arrivée à la période de fonte tuberculeuse, lorsqu'une grande partie du poumon a été envahie, et à plus forte raison quand les deux poumons sont malades. ne trouve qu'un léger palliatif dans l'emploi du lait chloruré.

Cependant cela ne doit s'entendre que d'une phthisie ancienne et dont les poussées tuberculeuses successives ont détruit, par leur fonte, une portion considérable du poumon. Une première poussée tuberculeuse peut être et est presque toujours suivie de fonte, une caverne existe au sommet de l'un des poumons, ce n'est pas une raison de désespérer de la guérison ; la diathèse tuberculeuse peut être enrayée, la caverne peut se cicatriser, et c'est précisément dans cet état que, le plus ordinairement, se présentent les malades et qu'on a des conseils à leur donner. C'est dans ces conditions qu'il faut tenir grand compte, pour le pronostic, des circonstances commémoratives, car, il faut le dire, les signes que révèlent la percussion et l'auscultation, tout précieux qu'ils sont, le sont moins ici que la connaissance exacte de la marche de la maladie. Le stéthoscope et le plessimètre, si vous les consultez seuls, vous jetteront dans le doute et le découragement ; les signes amnésiques, au contraire, s'ils sont bien interprétés, vous pousseront dans les voies d'une thérapeutique souvent efficace.

C'est donc surtout dans la première période de la maladie et aussi dans la seconde que le traitement par le lait chloruré convient et rendra les services qu'il a rendus entre mes mains.

Quand les choses doivent bien se passer, aux premiers signes d'amélioration que j'ai signalés, succèdent la coloration et l'animation de la peau, un retour évident des forces, un sentiment de mieux-être. Les nuits deviennent de plus en plus calmes, la toux de plus en plus rare, la maigreur se dissipe et le malade reprend du teint, de la graisse et des muscles. Déjà, au bout d'un mois de traitement, ces signes de modification favorable sont sensibles, ils le deviennent tous les jours davantage, et le malade, plein d'espoir et de courage, continue avec ardeur le traitement dont il voit les résultats évidents.

Mais le traitement par le lait chloruré doit être accompagné d'un régime général que je dois aussi indiquer.

V.

Régime général. — La saine pathologie ne permet plus aujour-d'hui de considérer la phthisie comme une maladie locale. A cette manière étroite, doit succéder et a succédé, pour les pathologistes les plus avancés, une façon plus large, plus sérieuse et aussi plus utile de l'envisager. La phthisie est une maladie essentiellement géné-rale, une diathèse, une maladie des humeurs, une maladie du sang. Ce n'est pas le poumon qui sécrète des tubercules, c'est le sang qui les dépose dans ces organes d'abord, et ailleurs ensuite, car la belle loi anatomique posée par M. Louis est aussi vraie et aussi générale que peut l'être une loi pathologique qui ne sera jamais qu'un fait très général, susceptible d'exceptions.

On est phthisique avant d'avoir des tubercules, c'est-à-dire que le sang présente déjà cette condition en vertu de laquelle, dans un temps donné, il laissera se déposer sur le poumon cet élément terrible dont les évolutions, si bien étudiées par le microscope et le scalpel, constituent les phases anatomiques de la maladie loca-lisée.

De cette manière de comprendre la maladie résulte une théra-peutique plus en rapport avec sa nature. Ce n'est plus seulement l'élément local, qu'il s'agit de modifier, mais surtout et avant tout l'élément général, c'est-à-dire le sang, dont l'altération vient si fatalement retentir sur le poumon.

Je crois, et j'en dirai ailleurs mes motifs, que le chlorure de sodium est un des modificateurs les plus puissants de l'économie que nous connaissions; mais, avec l'action de ce modificateur, il faut combiner d'autres actions puissantes aussi, telles que l'alimen-tation, l'habitation et le climat, l'emploi de certains médicaments, de quelques eaux minérales, etc., etc., toutes conditions que je vais passer en revue.

VI.

Alimentation. — L'alimentation des phthisiques exige la plus grande attention. Je ne craindrai pas d'entrer, à cet égard, dans des détails qui pourront paraître puérils à ceux qui vont chercher leurs armes pour combattre la maladie dans les arsenaux de la matière médicale, mais qui ne seront peut-être pas dénués de tout intérêt pour ceux qui, afin de modifier favorablement la diathèse tuberculeuse, croient plus à l'influence de la diététique et du régime qu'à celle de la pharmacie.

La base de l'alimentation des phthisiques doit être la viande de bœuf et de mouton, rôtie ou grillée. Voici comme j'ai coutume de prescrire le régime alimentaire des malades.

Plusieurs petits repas par jour, au lieu d'un ou de deux copieux.

Le matin, au lit, ou dès le lever, une bouillie alternativement faite avec de la farine de maïs ou de la farine d'avoine, bien cuite dans du bon lait de vache, additionnée d'un peu de sel, sucrée et aromatisée avec un zest d'orange ou de citron.

A dix heures, une côtelette de mouton grillée; un fruit bien mûr de la saison.

A quatre heures, potage gras, bœuf rôti ou grillé assaisonné de cresson, légumes et fruit de la saison.

A neuf heures, potage gras (semoule, sagou, tapioka).

La boisson aux repas se compose de vin vieux de Bordeaux, mêlé d'infusion de quinquina. (Quinquina rouge en poudre, 30 gr.; eau, deux litres. — Faites infuser à froid pendant douze heures, filtrez.)

Chez les enfants qu'il est difficile de soumettre rigoureusement à un régime quelconque, chez certains malades névropathiques, pour qui toute règle est insupportable, on peut varier, combiner, alterner ce régime, car l'essentiel est que le malade s'alimente, que l'absorption de principes nutritifs s'opère et que la grande fonction de la nutrition s'exécute. Aussi, chez les malades que l'uniformité de ce régime fatigue ou qui éprouvent de la répugnance à le continuer, suspendez-le pendant quelques jours ; remplacez-le chez les enfants par des tartines de bon beurre salé de Bretagne, pour lesquelles ils ont généralement une vive appétence.

Il est important néanmoins de prendre quelques précautions quand on est appelé auprès d'un phthisique soumis depuis longtemps à un régime plus ou moins sévère. Un changement brusque et complet dans l'alimentation d'un malade est toujours une circonstance défavorable ; c'est par gradation que ce changement doit s'opérer, et vous n'irez pas soumettre subitement à un régime fortement réparateur, un malade qui, depuis longtemps, ne vit que de laitages et de pruneaux ; vous commencerez par les potages, par les gelées de viande, pour arriver aux viandes grillées et rôties. D'ailleurs, pourvu que la base de l'alimentation soit fortement réparatrice, le malade ne se privera ni de fruits ni de légumes, pris avec mesure et sobriété et dans des conditions de maturité parfaite.

Le malade évitera avec soin les excitants alcooliques, le café et le thé. Un peu de vin vieux à ses repas doit lui suffire.

En résumé, le régime alimentaire des phthisiques commande une sérieuse attention. Si nous nous occupions des causes de la phthisie pulmonaire et des conditions qui ont une influence directe sur son développement, les preuves arriveraient surabondantes de l'action immense de l'alimentation dans la pathogénie de cette affection. Les modifications qu'elle imprime au développement régulier et normal des organes, à l'énergie de leurs fonctions, sont lentes, mais profondes, durables, et d'autant plus actives qu'elles s'exercent sur des sujets nés faibles et à prédisposi-

2

tion tuberculeuse et strumeuse. C'est aussi sur les enfants qui se trouvent dans de telles conditions qu'une surveillance attentive pour l'alimentation est de rigueur. Les premiers sont relatifs à l'allaitement, si souvent la cause première du développement de ces funestes maladies qui moissonnent prématurément tant de jeunes victimes de l'incurie ou de l'ignorance.

Une mère née de parents phthisiques, celle dont la constitution faible et délicate peut faire présager l'invasion plus ou moins prochaine de la phthisie, celle en qui des chagrins profonds, de longues privations, des excès de tout genre, ont plus ou moins altéré la constitution, celle enfin qui ne peut donner à son enfant qu'un allaitement insuffisant et peu réparateur, celles-là, disons-nous, doivent renoncer aux devoirs qu'impose la maternité, car avec leur lait elles feraient sucer à leur enfant le germe d'une maladie qui tôt ou tard exercera ses funestes ravages. S'il existe un moyen propre à s'opposer à l'extension de cette cruelle maladie, c'est assurément celui qui consisterait à empêcher les mères suspectes de phthisie, soit héréditaire, soit acquise, de nourrir leurs enfants. Des médecins sont allés jusqu'à émettre le vœu que le mariage fût défendu aux individus en qui la phthisie est confirmée ou seulement probable. La réalisation de ce désir, par trop draconien, est impossible, mais il serait très possible que la société, éminemment intéressée à n'avoir dans son sein que des membres utiles, exerçât une active surveillance sur les enfants qui naissent dans des conditions défavorables. Il faudrait pour cela que l'attention publique fût préoccupée d'autres intérêts que ceux auxquels elle prête en ce moment une aussi vive attention; il faudrait surtout que les médecins jouassent, dans notre ordre social, le rôle humanitaire auquel les appellent leurs études et leur dévouement.

L'allaitement d'un enfant né dans des conditions déplorables d'hérédité tuberculeuse doit être confié à une nourrice forte et robuste, qui habite la campagne, et qui puisse apporter la première et très certaine modification à la prédisposition morbide de son nourrisson. Plus tard, et pendant toute la période de l'enfance, une alimentation énergique est de rigueur. Elle doit se composer de viandes grillées et rôties, de gibier, de potages gras, de fécules au bouillon, de gelées de viandes, et d'un peu de bon vin, en un mot de tout ce qui peut fournir au sang des éléments riches et réparateurs.

Dans la phthisie confirmée, l'alimentation exige encore la plus grande surveillance : quand des symptômes locaux d'inflammation n'existent pas, c'est encore à une nourriture fortement réparatrice qu'il faut demander l'amélioration du malade. La nature semble même nous mettre sur la voie de ce qu'il convient de faire à cet égard. L'observation la plus générale démontre que les fonctions digestives sont les dernières à s'éteindre chez les phthisiques, et quel est le praticien qui n'a pas vu de ces malheureux, dévorés par la consomption pulmonaire, et arrivés au dernier terme de la maladie, dire avec confiance : l'estomac est très bon, c'est mon rhume qui ne finit pas! En effet, le plus grand nombre de phthisiques conservent de l'appétit presque jusqu'au dernier moment, jusqu'à ce que les ulcérations intestinales donnent lieu à cette diarrhée colliquative, funeste avant-coureur d'une mort prochaine. Cette circonstance me paraît une indication précieuse fournie par la nature, et, d'après des observations nombreuses, je n'hésite pas à ériger en principe que l'alimentation du phthisique doit être entièrement opposée à celle généralement prescrite. La diète végétale et lactée présente des inconvénients graves ; on ne doit y avoir recours que dans les cas d'inflammation locale intercurrente ou lorsque les symptômes locaux offrent une recrudescence d'irritation.

VII.

Vêtements. — Le phthisique, ou celui qui est prédisposé à le devenir, doit être couvert de flanelle de la tête aux pieds, et dans toutes les saisons. Il doit avoir le plus grand soin de ne pas garder des vêtements humides ou mouillés, et de changer les vêtements immédiatement appliqués sur la peau aussitôt qu'ils ont été pénétrés par la transpiration. Le froid aux extrémités est fatal aux phthisiques ; aussi doivent-ils être très soigneux de bien couvrir leurs pieds et de n'y endurer longtemps ni le froid ni l'humidité. Ils devront ne jamais se découvrir alors qu'ils ont chaud, comme aussi ne mettre des vêtements plus légers que lorsque le retour du froid n'est plus à craindre et que la saison d'été est définitivement fixée. Il est toujours imprudent de rester dans sa chambre légèrement couvert pendant qu'on s'occupe des soins de la toilette ; les phthisiques doivent soigneusement éviter cette imprudence et éloigner toutes les causes productrices des rhumes.

VIII.

Exercices physiques, intellectuels. — Les individus prédisposés à la tuberculisation pulmonaire sont en général remarquables par un allanguissement du système locomoteur, qui les rend apathiques, indolents ; le mouvement, l'exercice leur répugnent ; ils passeraient volontiers la plus grande partie du jour dans leur lit ou sur un fauteuil. Nous ne craignons pas de dire que la trop grande condescendance qu'on porte généralement aux désirs de ces individus, hâte la production et la marche de la maladie dont ils portent le germe. C'est surtout à cette époque que les exercices physiques jouissent de grands avantages et qu'il convient d'y soumettre ceux qui, par la nature de leur constitution, par des conditions d'hérédité, par des circonstances quelconques, sont dans la période d'imminence de la phthisie. Malheureusement tout est à faire sur ce sujet. Nous manquons de documents certains pour prescrire, avec quelque apparence de raison, tels ou tels exercices; nous ne savons pas jusqu'à quel point ils doivent être poussés, sur quelles parties du système locomoteur il faut porter l'action physique. Depuis quelques années la gymnastique a été introduite dans les maisons d'éducation; c'est un progrès qu'il faut louer. Mais, il importe de le dire, ce progrès ne donne pas tous les résultats qu'on devait en attendre. Nous croyons que cela tient à ce qu'en général les exercices gymnastiques sont prescrits sans intelligence et sans connaissance des indications qu'ils sont appelés à remplir. Le système vicieux d'éducation intellectuelle donné à tous les esprits, sans distinction de leurs aptitudes diverses, est également suivi dans ce qu'on pourrait appeler l'éducation physique donnée à toutes les organisations, sans distinction de leurs forces diverses. Entrez dans un pensionnat, au moment où les élèves s'exercent aux jeux gymnastiques; n'est-il pas vrai que vous verrez cet enfant faible et chétif faire les efforts les plus énergiques pour produire ce que celui-ci, fort et vigoureux, produit en se jouant? N'est-il pas vrai qu'on exige d'un tempérament débile ce qu'on obtient facilement d'un tempérament dur et robuste? Et pense-t-on que ce qui n'est pour l'un qu'un amusement agréable et utile ne soit pas pour l'autre une fatigue nuisible? Rien ne serait plus utile qu'une surveillance active et éclairée, exercée sur les conditions physiques auxquelles il faudrait soumettre les enfants livrés à l'éducation commune. L'Université entretient à grands frais des inspecteurs chargés de constater l'état intellectuel des élèves qui se confient à elle; rien de mieux assurément. Mais ne serait-il pas tout aussi utile qu'elle chargeât aussi des médecins inspecteurs de lui rendre compte de l'état physique de ces mêmes élèves, et des conditions hygiéniques auxquelles il faudrait les assujettir? L'amélioration des races, la beauté des générations, la rareté et peut-être même l'extinction totale de l'affreuse maladie qui nous occupe, sont étroitement liés aux mesures que pourrait prendre l'administration, et au zèle, aux lumières et au dévouement qu'elle trouverait auprès des médecins.

Le moyen d'exercice dont l'efficacité a été le plus vantée est l'équitation. On sait que Sydenham avait en lui la plus grande confiance, et qu'il n'a pas hésité à lui attribuer les cures les plus merveilleuses. Sur l'autorité de ce praticien célèbre, l'équitation a été généralement conseillée, et il est encore aujourd'hui peu de médecins qui ne la prescrivent à leurs malades. Cependant elle ne convient pas indistinctement à toutes les périodes de la maladie, et elle exige quelques précautions. Il faut se garder d'y avoir recours après que le malade vient d'avoir un crachement de sang, il est d'observation que cet exercice ramène une hémoptysie récente et qu'il est préjudiciable aux malades qui en sont fréquemment atteints. L'équitation sera surtout utile dans la période d'imminence, et alors que les symptômes locaux ne sont pas encore bien développés. Plus tard, quand une grande partie des poumons est envahie par les tubercules, quand surtout il existe des cavernes, l'équitation n'est pas seulement inutile, elle est dangereuse. Dans tous les cas, l'exercice du cheval doit être pris avec modération; ce ne sont pas des *courses* qu'il faut faire, mais de petites promenades fréquemment répétées, et au pas du cheval que l'on monte qui produira le moins de secousses.

A toutes les époques de la maladie, tant que les malades auront assez de forces pour sortir, de petites promenades vers le milieu du jour, au grand air et au soleil, leur seront infiniment utiles. La vie sédentaire, le séjour prolongé dans la même chambre, la privation de tout exercice, sont des conditions complétement défavorables aux phthisiques. Mais, encore ici, les conditions opposées seront d'autant plus utiles qu'on y aura soumis les malades plus tôt.

IX.

Exercices intellectuels. — Les phthisiques doivent s'abstenir de tout travail intellectuel prolongé. Ce n'est point que nous leur défendions toute occupation de l'esprit; au contraire, l'oisiveté les prédispose à la tristesse, l'ennui qu'ils en éprouvent augmente leur malaise et les rend plus attentifs et plus inquiets sur leur état de maladie. Mais ils ne doivent pas se livrer à une contention d'esprit trop forte; le mathématicien doit oublier ses formules, le poëte, sa muse, pour se livrer à quelque étude attrayante et facile, à une lecture qui intéresse sans émouvoir, à un jeu qui plaise sans captiver l'attention.

Sur les enfants chez lesquels on a à craindre la prédisposition tuberculeuse, l'éducation intellectuelle demande les plus grands soins. C'est vers l'organisation physique plutôt que vers les forces du cerveau qu'il faut diriger les tendances de l'enfant. Il sera toujours temps de cultiver son esprit, mais il n'est pas toujours temps de fortifier son corps. Cette observation est d'autant plus utile que, par une coïncidence fatalement fréquente, les enfants prédisposés à la phthisie sont remarquables par une aptitude intellectuelle très grande, et par la précocité de leur entendement. Qui n'a vu de ces petits phénomènes d'intelligence, la joie et l'orgueil de leurs parents, s'allanguir et s'étioler vers l'époque de la puberté et mourir dans les premiers temps de l'adolescence ? Quelles amères douleurs les mères ne s'épargneraient-elles pas si leur tendresse, plus éclairée, dirigeait leur sollicitude plus sur le développement physique que sur le développement intellectuel de leurs enfants ! Et pourquoi faut-il que ceux qui président aux destinées des peuples ne se souviennent pas plus souvent, dans leurs lois sur l'éducation, de ce précepte de l'antique sagesse : *Mens sana in corpore sano !*

Je vais aborder maintenant la grande question de l'habitation et des climats.

X.

INCIDENT.

J'ai reçu plusieurs communications relatives à la note que je publie sur le traitement de la phthisie pulmonaire. Mon désir, d'accord avec mon devoir, est de les publier aussi. La seule difficulté, pour moi, est de trouver l'occasion et leur place, sans jeter une trop grande perturbation dans le plan que je me suis tracé.

Je crois devoir placer ici la lettre que M. le docteur Rufz, agrégé de la Faculté de Paris, membre correspondant de l'Académie de médecine à la Martinique, maintenant à Paris, m'a fait l'honneur de m'adresser. Une communication de cet observateur distingué est une bonne fortune pour tous. La lettre de notre savant confrère me servira d'ailleurs de transition naturelle pour aborder l'importante question de l'habitation et du climat à conseiller aux phthisiques.

Monsieur le rédacteur,

J'ai lu avec un intérêt tout particulier la note que vous publiez dans votre journal sur le traitement de la phthisie. Permettez-moi de vous soumettre quelques résultats d'une expérience exotique, acquise sous un ciel bien différent du vôtre, en dehors de la pratique commune et des idées régnantes sur la phthisie, mais qui me semblent corroborer, *à fortiori*, les excellents conseils que vous donnez.

Lorsque, il y a vingt-et-un ans, je quittai Paris pour exercer la médecine à la Martinique, j'étais encore, malgré la réaction qui commençait alors, fort empêché, fort retenu, fort intimidé par cette pusillanimité thérapeutique que le système de M. Broussais avait laissé dans tous les esprits. Je traitai la phthisie symptomatiquement, organiquement, accident par accident, lésion par lésion. J'avais toujours pour point de mire, la toux ou l'hémoptysie, les sueurs ou la diarrhée, ou bien les cavernes et les ulcérations intestinales. Je recommandais religieusement la série des précautions, réserves, abstentions ou suppressions, qui font du traitement de la maladie une préparation à la mort.

Ma pratique ne fut pas plus heureuse que la pratique générale. Quelques faits frappèrent mon attention et me firent peu à peu incliner vers une conduite différente.

Un de nos confrères, le docteur Noverre, ancien interne de Laënnec, ausculté et reconnu par lui tuberculeux, était venu chercher aux Antilles un climat chaud. La clientèle l'envahit bientôt, et, selon l'usage du pays, il fut soir et matin sur le dos d'un cheval, exposé à toutes les intempéries de l'air, soleil à 45 degrés en plein champ, pluies diluviales, et toutes les transitions extrêmes produites par les variations de la brise qui souffle incessamment. Noverre vivait bien, buvait des meilleurs vins, et guérit si parfaitement de la phthisie qu'il n'y songeait plus, lorsqu'il succomba, apres vingt-cinq ans de séjour dans l'île, à une dysenterie aiguë.

Il s'était trouvé si bien du parti qu'il avait pris, qu'il fit venir son ami Bidault, autre ancien interne des hôpitaux de Paris, qui lui écrivait mélancoliquement qu'il avait été condamné, lui Bidault, par tous les professeurs de la Faculté, et qu'il n'attendait plus que sa fin. Bidault enchérit sur Noverre : fort aimé, fort recherché par les habitants de l'île, il en adopta toutes les distractions, le jeu, la table, le cheval, passait des semaines entières sans se coucher, buvait au moins sa carafe de Madère tous les jours, et chaque jour faisait à cheval quinze à vingt lieues, mesurant les distances qu'il parcourait pour aller d'une habitation à une autre par le nombre des *bouts,* espèce de longs cigares qu'il fumait durant la route.

En me parlant de cette vie de *viveur,* il m'a souvent répété : Voilà comme il faut traiter la phthisie. Je m'en trouve bien pour moi et pour mes malades.

D'autres faits se joignirent à ceux-ci. Des malades traités méthodiquement par moi et par d'autres, s'étaient fatigués de la longueur et de l'inutilité des traitements, ils étaient rentrés, de guerre lasse, dans le train de la vie ordinaire. Ayant occasion de les rencontrer plus tard, je trouvais que leur état, non seulement n'avait pas empiré, mais souvent s'était amélioré. M'enquérant d'eux de ce qu'ils avaient fait, j'apprenais qu'ils s'étaient mis à bien vivre, avaient jeté de côté toutes les gênes, et que, tout en toussant et en ayant des hémoptysies le matin, ils sortaient le soir et n'y prenaient plus garde.

Ces faits m'engagèrent à ne plus *dorloter* les phthisiques ; gardez-vous bien, disais-je à ceux qui me venaient consulter, de prendre le bonnet, la robe de chambre et surtout le lit du malade. Allez, venez à pied, à cheval, comme vous pourrez, mais surtout allez ; vivez bien, quoique raisonnablement. J'en ai vu qui se louaient même des bains froids.

Il y a en ce moment à Paris un homme de lettres européen, qui a eu dans son enfance une luxation spontanée du fémur, et plus tard tous les signes d'une phthisie très avancée ; il a fait deux fois le voyage des colonies ; je l'y ai vu avec des hémoptysies effrayantes, à le croire mort. La dernière fois de cela, il y a douze ans, et je sais qu'il vit encore.

Je fus un jour appelé par un ecclésiastique, dont le sommet du poumon était plus que suspect, gros râle sous crépitant, matité du son sous l'une des clavicules, et tous les signes rationnels, hémoptysie, toux. Si j'étais à votre place, Monsieur l'abbé, lui dis-je, je monterais beaucoup à cheval et je mangerais beaucoup de mangots (le mangot est un fruit très sucré, qui exhale une forte odeur de térébenthine). L'abbé crut que je voulais me débarrasser de lui ; mais, mieux renseigné par d'autres personnes qui avaient vu les bons effets de conseils pareils, il suivit courageusement le régime prescrit, et deux ans après il venait me remercier, sans être reconnu par moi, tant il avait changé à son avantage.

Ce sont ces faits déjà indiqués par moi dans un mémoire sur la phthisie, imprimé dans les *Mémoires de l'Académie de médecine,* qui se sont tellement multipliés depuis, que j'ai pu en tirer une pratique presque générale pour le traitement de la phthisie à la Martinique, pratique qui a été aussi adoptée par plusieurs de mes confrères.

Je n'en conclus rien pour le ciel de Paris, je sais combien il est dissemblable de celui de la Martinique. Aussi ne sont-ce que des renseignements que j'ai la prétention de vous soumettre ; vous voyant engagé dans la thèse que vous soutenez, j'ai pensé que ce que vous venez de lire, serait comme une sorte de grossissement qui ferait mieux ressortir vos idées.

N'y a-t-il pas, d'ailleurs, dans la science, des faits qui peuvent être rattachés à cette manière de voir ? Les animaux sauvages des forêts ne sont-ils pas très rarement tuberculeux, tandis que ceux que l'on parque, que l'on *domestique* dans les étables et dans les cages, finissent, pour la plupart, par cette maladie ? Les professions sédentaires ne sont-elles pas considérées comme favorables au développement de la phthisie, tandis que cette affection est rare dans les colléges où la jeunesse est élevée virilement ?

Je livre ces faits à votre appréciation. Aujourd'hui, la facilité des voyages, la commodité des moyens de transport, ouvrent au traitement de la phthisie des perspectives nouvelles, infinies! La médecine, comme le Jupiter antique, peut dire aux hommes, suivant leur constitution et leurs maladies :

Hinc vos,
Vos hinc mutatis discedite partibus. Eia !
Quid statis ? » Nolent, atqui licet esse beatis.

Je profite de l'occasion pour vous parler d'un médicament dont nous obtenons de bons effets : c'est l'émétique à doses vomitives, répété une ou deux fois par semaine, même dans les cas d'hémoptysie. Jamais je ne l'ai vu augmenter l'hémorrhagie. Bien au contraire, je m'en servais comme hémostatique. Il ranime l'appétit, rend la respiration plus facile, et pendant les deux ou trois jours qui suivent son emploi les malades se trouvent très certainement mieux.

L'ipécacuanha, et surtout le sulfate de zinc, remplaçaient l'émétique avec avantage, parce qu'ils déterminent moins de malaise nerveux et moins de sueurs, le sulfate de zinc surtout; je l'employais d'après la formule de Moseley, médecin anglais, qui a pratiqué longtemps avec succès à la Jamaïque.

Sulfate de zinc . . . .   6 grammes.
Alun . . . . 4 grammes.
Teinture de cochenille . . . quelques gouttes.
Eau . . . . 500 grammes.

Une ou deux grandes cuillerées le matin, deux heures avant de sortir du lit. Dans les cas d'hémoptysie, on peut répéter jusqu'à cinq ou six fois cette dose en vingt-quatre heures. Je puis certifier que je n'ai jamais eu à regretter de m'être servi de cette médication, et souvent je m'en suis félicité.

Je vois bien qu'en tout cela, je ne vous envoie qu'un témoignage, sans cet accompagnement de preuves que l'on fait bien de demander à toute proposition, avant de lui donner le droit de cité dans la médecine. Mais cela est vrai pour ainsi dire, à livre ouvert, au premier essai. Cela enhardit, en montrant quelle latitude on a dans le traitement de la phthisie et jusqu'à quel point on peut y toucher. C'est une contre-épreuve de ce qui se pratique le plus ordinairement. Ce peut être aussi une ressource, un changement dans une maladie où l'on est si souvent à bout de ressources et de changements. Je voudrais faire savoir qu'on peut agir ainsi sans danger et quelquefois avec avantage. Et je n'hésite pas à prendre la responsabilité d'engager à en essayer.

Agréez, etc.   E. Rufz.

XI.

Tous nos lecteurs comprendront l'importance et la valeur de la communication que M. le docteur Rufz a bien voulu nous faire. Dans les deux faits remarquables qu'il rapporte, et qui corroborent de plus en plus l'opinion consolante de la curabilité de la phthisie pulmonaire, nous trouvons la plupart des conditions dans lesquelles, depuis longtemps, nous cherchons à placer les phthisiques qui nous demandent nos conseils :

Voyage sur mer ;

Alimentation énergique ;

Climat chaud.

Voilà les plus puissants adjuvants du traitement par le lait au chlorure de sodium, et ces moyens suffisent seuls quelquefois, comme on vient de le voir, et comme nous en pourrons citer d'autres exemples, pour enrayer la marche de la tuberculisation pulmonaire.

Oui, M. Rufz a raison, et nous sommes heureux que l'autorité de son nom nous vienne en aide, le traitement de la phthisie pulmonaire doit abandonner les tristes voies qu'il parcourt depuis si longtemps. La thérapeutique a fait fausse route en ce qui concerne cette maladie. Les preuves nous arrivent de tous côtés ; et quand nous dirons notre opinion sur les eaux minérales qu'il convient de prescrire aux phthisiques, nous leur demanderons à quels principes minéralisateurs les eaux les plus célèbres, prescrites dans les maladies de poitrine, doivent leur action réelle, quand on y a recours sur des indications rationnelles. C'est encore une grave question que celle de l'emploi des eaux minérales dans le traitement de la phthisie. Nous espérons que la *Société d'hydrologie* appellera bientôt l'attention de ses membres sur ce sujet important, et sur lequel règne la confusion la plus complète.

Nous cherchons, quant à nous, et autant qu'il est en nous, dans cette note, à débrouiller le chaos de la thérapeutique de la phthisie, à simplifier son traitement en le rationalisant, et nous sommes heureux de voir, par les communications qui nous sont adressées, que nos efforts ne sont pas tout à fait stériles.

XII.

Habitation, Climats, Voyages. —C'était naguère une croyance générale, aussi bien dans la science que dans le monde, que, relativement au moins à l'Europe septentrionale et centrale, l'habitation dans les pays plus chauds et les voyages sur mer, exerçaient une influence favorable sur la marche de la phthisie pulmonaire. Je ne fais ici ni de l'histoire ni de l'érudition, et je ne rappellerai pas, ce qui du reste se trouve partout, les opinions aussi anciennes que nombreuses sur lesquelles cette croyance était fondée. Une croyance aussi ancienne et aussi générale n'était-elle qu'une erreur? Oui, s'il faut en croire un travail récent dû à un de nos médecins les plus distingués de la marine, M. le docteur Jules Rochard, travail qui a été couronné par l'Académie de médecine. Ce travail, d'ailleurs fort estimable, et sur lequel je ne peux m'empêcher de dire en courant mon sentiment, est une négation absolue de l'opinion commune. A ce titre, il est venu à point, et son succès académique ne doit pas surprendre. Nous assistons, en effet, à ce curieux mais triste spectacle, où le bruit, le retentissement et les couronnes s'accordent non pas au travailleur qui découvre une vérité nouvelle, mais au démolisseur qui détruit ou qui est censé détruire une vérité ancienne. Dans les régions où se dispense l'enseignement, le doute monte en chaire et le scepticisme professe; dans les régions où se distribuent les récompenses, c'est la négation qui juge et l'indifférence qui accepte. Cela s'appelle progrès, critique; et ceux dont l'esprit malheureux ne se plaît que parmi les ruines, vont se frottant les mains à chaque ruine nouvelle qui s'accumule sur le sol de la science.

Le mémoire de M. Jules Rochard a eu donc la bonne fortune de venir à propos. Et chose singulière, cette Académie de médecine, qui ne perd aucune occasion de jeter la pierre à la statistique, a couronné précisément le mémoire dont toutes les données s'appuient sur la statistique. Du reste, il faut être juste, quand elle mit cette question au concours, elle ne se doutait certainement pas du résultat. L'Académie partageait visiblement l'opinion commune relativement à l'influence des climats chauds et des voyages maritimes sur la phthisie pulmonaire. Je n'en donnerai pour preuve que le texte même du programme ainsi conçu :

Déterminer, par des faits précis, le degré d'influence que les changements de lieux, tels que l'émigration dans les pays chauds et les voyages sur mer, exercent sur la marche de la tuberculisation pulmonaire.

Il n'y avait certainement pas là place pour le doute, il n'y en avait pas surtout pour la négation. L'influence est admise, il ne s'agit que d'en *préciser* le degré, l'étendue, les limites. Qu'a fait M. Jules Rochard? Rappelant un exemple célèbre, il a nié. Cette négation a fait le bonheur et l'admiration de ses juges.

La statistique de M. J. Rochard est incontestablement exacte, les conclusions spéciales qu'il en tire sont légitimes, mais ses conclusions générales ne sont plus l'expression des faits généraux (1).

---

(1) Quand je parle des conclusions générales du mémoire de M. J. Rochard, je parle de celles qui découlent de sa doctrine appuyée sur les faits statistiques qu'il invoque, car pour les *conclusions* qui terminent son travail, je suis à peu près d'accord avec lui, et ce n'est pas ma faute si ces conclusions terminales ne sont pas parfaitement en harmonie avec les faits et la doctrine.

M. J. Rochard n'a pas traité la question académique, mais il a traité cette autre question bien différente :

De l'influence de la profession de marin sur le développement et la marche de la tuberculisation pulmonaire.

La solution donnée par M. Rochard à la question posée en ces termes est très acceptable, et, de ce point de vue, son travail acquiert une valeur et une signification qu'on doit lui refuser comme expression d'une solution plus générale.

Cette question plus générale reste intacte; que dis-je? elle est résolue par l'assentiment univoque de tous les praticiens, de ceux mêmes qui ont accordé le prix à M. Jules Rochard (1). L'opinion que je défends ne peut pas invoquer de statistique et des résultats nnmériques, cela est vrai. Mais on peut assurer que si tous les praticiens, à l'exemple de M. le docteur Rufz (voyez le numéro du 16 septembre 1856 de l'UNION MÉDICALE), (2) faisaient connaître les faits qu'ils possèdent sur l'influence favorable de quelques climats et des voyages sur mer sur la marche de la phthisie, la science et la pratique seraient mises en possession d'une masse de documents dont personne ne pourrait nier la valeur. Ainsi que M. le dr A. Dechambre l'a déjà fait observer avec justesse, un seul fait affirmatif, dans ce genre de recherches, possède une plus grande importance qu'un grand nombre de faits négatifs, et chacun de nous possède au moins un de ces faits affirmatifs. Ce n'est pas, en effet, pour obéir à la tradition, à l'usage et à la pratique commune que les médecins persistent à prescrire les déplacements, les voyages, les climats chauds aux phthisiques; chacun d'eux se détermine

____

(1) J'ai eu récemment sous les yeux une consultation rédigée par un membre de la commission du prix, et dans laquelle le séjour dans un pays chaud est prescrit à un phthisique.

(2) Voyez aussi, dans les numéros de février et mars 1855, de l'UNION MÉDICALE, les observations remarquables publiées par M. le docteur Pouget, de Bordeaux.

dans cette prescription par quelque exemple qui l'a frappé, par quelque souvenir présent à sa pensée, par un fait qui lui est personnel, et dont, pour mon compte, j'ai reçu de nombreuses confidences toutes les fois — et cela m'arrive souvent — que j'ai interrogé mes confrères sur ce point.

Que la vie de marin, ses fatigues, ses rudes labeurs, son hygiène, ses privations, ses intempérances, les transitions brusques qui lui incombent des conditions climatériques et climatologiques les plus opposées, que toutes ces circonstances prédisposent à la phthisie ou en hâtent la marche et la terminaison, c'est ce que M. Jules Rochard a démontré d'une façon irrésistible. C'est là un fait nouveau que cet honorable confrère a le mérite d'avoir introduit dans la science, fait qui était digne certainement d'une récompense académique, mais ce fait, loin d'être une négation, est au contraire une affirmation ; car c'est un chapitre à ajouter à l'étiologie de la phthisie, à sa prophylaxie relativement aux professions, et le seul tort de M. J. Rochard est d'en avoir conclu à la thérapeutique.

En effet, les médecins qui prescrivent les changements de lieux et de température, n'entendent pas prescrire aux malades leur enrôlement dans les cadres de la marine impériale. C'est dans de tout autres conditions que celles où vivent les marins qu'ils font voyager les phthisiques et qu'ils les font séjourner dans des climats plus favorisés que le leur; or, ces conditions étant entièrement opposées, quoi d'étonnant que les résultats soient différents ?

Je n'ai pu m'empêcher de dire quelques mots du mémoire très important de M. J. Rochard, parce que les opinions de cet honorable confrère m'ont paru trop absolues, trop arrêtées d'une manière générale, quoique, chose singulière et sauf quelques réserves que j'indiquerai, j'adopte la plupart de ses conclusions terminales, car elles sont d'accord avec ma propre observation.

Quoi qu'il en soit, le médecin est consulté sur l'habitation et le climat qui conviennent à un phthisique, on lui demande si le déplacement, les voyages et quels voyages lui seront favorables, que doit-il répondre ?

Je dirai simplement ce que mon expérience m'a appris sur ce point, sans prétention et sans ambition de formuler des préceptes nouveaux ou qui soient applicables à tous les cas.

XIII.

Habitation. — S'il est démontré que l'altération générale qui produit la tuberculisation pulmonaire résulte de causes perturbatrices générales, il devient évident que les moyens hygiéniques doivent jouer un grand rôle dans le traitement de la phthisie pulmonaire, et que c'est à eux qu'il faut surtout demander les modifications organiques propres à enrayer la marche de cette affection, ou à favoriser l'action du traitement médicamenteux. Le phthisique, en effet, ou celui qui est prédisposé à le devenir, doit vivre d'une vie particulière. Tout ce qui l'entoure exerce une influence plus ou moins grande sur son organisme. Son habitation, l'air qu'il respire, les vêtements qui le couvrent, les aliments dont il se nourrit, la profession qu'il exerce, tout, en un mot, vient retentir plus ou moins directement sur ses poumons, éveiller ou assoupir une prédisposition héréditaire ou acquise, activer ou ralentir la marche de sa maladie, lui donner enfin une terminaison fatale ou heureuse; il est donc de la plus haute importance de surveiller avec le plus grand soin les conditions hygiéniques dans lesquelles vivent les malades, car leur influence est de tous les instants, et sans elles nulle amélioration ne saurait être espérée.

On ne peut révoquer en doute l'influence de l'habitation sur la production de la phthisie pulmonaire : les lieux bas, humides et froids, qui ne reçoivent jamais ni les rayons du soleil, ni les mouvements des vents, influencent de la manière la plus directe et la plus fâcheuse la marche de la phthisie pulmonaire. On a vu des familles entières s'éteindre par la tuberculisation, dans des huttes creusées à plusieurs pieds au-dessous du niveau du sol, construites en murs de terre, et recouvertes d'un chaume à moitié pourri, qui donnait passage aux infiltrations des eaux pluviales.

L'habitation du phthisique doit être située au midi ou au levant; assez spacieuse et bien percée pour que l'air y soit toujours pur, facilement renouvelable, et que les rayons du soleil y puissent pénétrer. Ce qu'il doit éviter avec le plus grand soin, c'est l'humidité; aussi recherchera-t-il les lieux médiocrement élevés, des habitations construites sur un sol sec, où l'air et les rayons du jour puissent aisément pénétrer. Il est bien certain que l'habitation a une immense influence sur la tuberculisation; elle n'est aussi fréquente dans les grandes villes et parmi les classes pauvres de la société que parce qu'à toutes les autres conditions antihygiéniques qu'elles présentent, elles joignent l'habitation dans les lieux humides, mal aérés et mal éclairés. L'insolation est une condition indispensable de la santé. Sans elle, l'homme, comme la plante, languit et s'étiole; aussi est-ce avec une véritable douleur que le médecin philanthrope voit, malgré les prescriptions de la loi et la surveillance de l'administration sur cette partie importante de l'hygiène publique, un grand nombre de propriétaires élever des constructions dans lesquelles les pauvres gens qui les habitent ne voient jamais les rayons du soleil, et ont à peine assez d'air pour ne pas périr d'asphyxie.

Quand la phthisie reconnaît pour cause l'habitation prolongée dans des lieux bas, humides et froids, mal aérés et peu accessibles aux rayons du soleil, le simple changement pour des lieux à conditions opposées suffit quelquefois pour enrayer la marche de la maladie. Un jeune artiste peintre habitait, rue de Bucy, une petite chambre située au fond d'une cour froide et humide, et où le soleil ne pénétrait jamais. Quand il réclama nos soins il offrait tous les signes rationnels de la phthisie au premier degré. De nos prescriptions ce jeune homme n'a pu suivre que celle qui était relative au changement d'habitation. Après deux mois de séjour dans la rue de l'Ouest, dans une chambre bien aérée, près du jardin du Luxembourg, ce jeune homme s'est entièrement rétabli, tous les symptômes inquiétants se sont dissipés, et il a repris ses forces et son embonpoint. Quelques autres faits de ce genre, dont nous avons été témoin, nous ont engagé à ne jamais prescrire, dans ces circonstances, un traitement pharmaceutique avant que quinze ou vingt jours se soient écoulés depuis le changement d'habitation. Si des modifications avantageuses sont survenues pendant ce temps, nous abandonnons la cure aux soins de la nature, et nous n'avons recours au traitement médicamenteux que lorsqu'elle est impuissante ou muette.

Certaines précautions sont nécessaires relativement à ce changement d'habitation. Nous avons remarqué que sur certains malades, quand ce changement se faisait brusquement et par une transition subite d'un lieu complétement antihygiénique à un lieu sain, ils en éprouvaient des accidents plus ou moins graves. Nous ne conseillerons pas, par exemple, à un phthisique qui habite une rue étroite de Paris, une chambre malsaine, de se transporter tout de suite à la campagne. La pureté et la vivacité de l'air peuvent occasionner des congestions pulmonaires qui compliquent et aggravent la position des phthisiques. Il est prudent d'opérer ce changement par gradation et de passer peu à peu et successivement dans des conditions autres que celles où on se trouve. On a souvent occasion de faire cette remarque à propos de toutes les autres conditions hygiéniques.

XIV.

Climats, Voyages. — Un de nos confrères dont la science, l'originalité, le bon sens et la haute raison devraient se manifester plus souvent, M. le docteur Jules Guyot, a exprimé ici même dans les colonnes de ce journal, une pensée qui m'a beaucoup frappé : « Nous sommes, disait-il, — nous, médecins — trop savants et pas assez modestes. » Cela veut dire que, de la hauteur de notre science, ou plutôt de notre doute et de notre scepticisme — car c'est à cela que se réduit la science pour un très grand nombre de nos esprits forts — nous ne considérons qu'avec dédain les résultats de l'expérience empirique et de la tradition. N'ayant aucune prétention à l'esprit fort, j'ai la faiblesse de ne mépriser ni la tradition ni l'empirisme. Je suis parfaitement convaincu qu'une croyance ancienne et générale, par cela même qu'elle réunit ces conditions, renferme sinon une vérité démontrable, du moins une portion de vérité. La science moderne nie tout, c'est là son tort, son abus, sa tyrannie. Dégager cette portion de vérité, voilà quel devrait être son rôle en respectant un peu plus qu'elle ne le fait les grands esprits qui ont professé cette croyance et qui n'ont pu, comme à l'envi, répéter de siècle en siècle une erreur manifeste.

La croyance à l'influence favorable de certains climats sur la marche de la phthisie pulmonaire, est une croyance empirique, j'en conviens, et à laquelle manque la démonstration que peut donner une collection de faits sévèrement observés. D'ailleurs, on le sait, en fait d'affections thoraciques, tout ce qui est antérieur à la découverte de Laënnec est frappé de suspicion. Sans auscultation, pas de diagnostic possible, et sans diagnostic, pas d'inductions raisonnables et légitimes en thérapeutique. Il faut donc renoncer à faire cette preuve par l'histoire et par l'observation antérieure, c'est au contraire à l'observation actuelle à légitimer la tradition, et l'on n'arrivera à ce résultat que si chaque praticien veut bien faire connaître ce qu'il sait et ce qu'il a observé sur ce sujet.

Ce serait ici le cas et l'occasion de rappeler ou d'indiquer au moins les principales recherches qui ont été faites sur ce sujet depuis la déverte de l'auscultation, époque qui donne une garantie sur le diagnostic des faits. La littérature médicale anglaise et allemande est plus riche que la nôtre sur ce point. A part le beau livre de M. Éd. Carrière *sur le climat de l'Italie*, et quelques notions intéressantes sur Hyères, Nice et autres localités, on ne trouve guère que le mémoire de M. Jules Rochard, où la question de l'influence des climats chauds sur la marche de la phthisie ait été envisagée d'un point de vue sérieux. Malheureusement, ainsi que nous l'avons déjà fait remarquer, la statistique de ce judicieux confrère, à peu près exclusivement limitée à une profession, ne peut pas complétement servir à la solution générale du problème.

Pour que cette solution puisse être donnée, il faut une réunion de conditions et de circonstances qui se fera longtemps attendre. Ainsi il faudrait d'abord connaître avec exactitude la géographie médicale de la phthisie, c'est-à-dire le degré de fréquence de cette maladie sous les diverses latitudes et dans les climats divers. Nous ne sommes pas, il s'en faut, très exactement renseignés sur ce point (1). Le serions-nous, que la connaissance de bien des conditions nous manquerait encore pour apprécier l'influence directe du climat sur la production de la phthisie. Il ne suffit pas, en effet, de savoir si la maladie est plus ou moins fréquente dans telle ou telle localité. Les causes de la phthisie sont très complexes, et sous le climat le plus salubre du monde, l'hérédité, les privations, la misère, l'intempérance, l'excès de travail, l'habitat malsain, auront toujours une influence fâcheuse.

(1) On trouve un résumé assez complet de nos connaissances sur ce point dans le *Cours de pathologie interne* de M. Andral, publié par nous, tome II, 2ᵉ édition.

· Il faut ensuite posséder des notions exactes sur la météorologie des localités où l'on envoie les phthisiques. La connaissance de la température moyenne ne suffit pas ; c'est surtout le degré de stabilité de cette température moyenne qu'il importe de connaître, et principalement pendant la saison où les phthisiques doivent habiter cette localité. Un climat peut jouir d'une température moyenne suffisamment élevée et être soumis cependant à des variations thermométriques dont la fréquence et la rapidité seront très préjudiciables aux phthisiques. Il en est ainsi de quelques contrées de l'Europe où l'on a l'habitude d'envoyer en foule ces malheureux malades. C'est la stabilité dans un certain degré de température, d'hygrométrie, de pression atmosphérique, etc., qui fait la bonté d'un climat relativement aux phthisiques.

Il y aurait beaucoup d'autres considérations de ce genre à présenter, mais je ne dois pas oublier que le but de cette note n'est pas de présenter un traité général sur la matière, mais seulement d'indiquer les idées qui me guident dans la pratique que je conseille.

Relativement aux changements de lieux pour les phthisiques, une première règle me guide, c'est de les expatrier le moins possible. Nous avons en France quelques localités qui jouissent pendant l'hiver d'une température assez douce et assez uniforme, pour que les malades n'aient pas besoin de s'exposer aux fatigues d'un voyage lointain et aux ennuis de quitter leur pays. Je mets par dessus tout, dans mes préférences, le séjour à Cannes, puis à Pau, enfin à Hyères. Je ne mets pas en doute que si les habitants de Cannes cherchent, en construisant des maisons confortables, comme ils commencent à le faire, à attirer sous leur climat fortuné les malades qui, faute de logement et d'aisance, sont obligés d'aller ailleurs, cette station d'hiver ne devienne une des plus fréquentées de l'Europe. Je déclare d'ailleurs que je n'ai encore qu'un très petit nombre de faits pour asseoir ma conviction sur

des bases solides, relativement à l'influence de telle ou telle localité; et j'ajoute, comme circonstance pour moi très importante,
que tous mes malades qui ont quitté Paris ou le lieu de leur séjour
habituel, ont opiniâtrement continué l'usage du lait de chèvre chloruré, de sorte que je ne puis dire que l'amélioration qui est survenue doive être attribuée pour une part quelconque à l'influence
du climat. Cependant, sur d'autres malades qui n'ont pu se déplacer, et qui ont suivi le traitement à Paris, toujours pendant
l'hiver, l'amélioration a été plus lente, et les bénéfices du traitement se sont montrés plus tardivement.

En somme, j'ai peu de choses à changer à ce que je disais, dès
1840, sur l'influence des changements de lieux et des voyages.

XV.

Je le reconnais, ces indications sont bien vagues et surtout insuffisantes pour déterminer dans ses conseils un médecin
consciencieux. Il ne s'agit pas tant, en effet, de savoir si la phthisie
est une maladie de tous les climats et de toutes les latitudes, chose
qui paraît aujourd'hui bien démontrée; mais bien de savoir ce
que deviennent les phthisiques d'un climat envoyés dans un autre,
en un mot, de savoir quelle est l'influence des climats, non pas
sur la production de la phthisie, mais sur sa marche, sur sa guérison. M. le docteur Dujat, qui a publié un travail intéressant sur
ce sujet (*Gazette méd.*, 3 février 1838), s'exprime ainsi à l'égard
des pays chauds : « Ceux qui l'ont contractée (la phthisie) sous
l'influence d'un climat froid se trouvent très bien du séjour des
pays chauds. Parmi les phthisiques des hôpitaux de Rio, j'ai
remarqué, proportionnément, très peu d'Européens arrivés depuis
peu d'années. Des Brésiliens et des habitants des Antilles m'ont
confirmé dans cette opinion, que la phthisie fait de nombreuses

victimes parmi les créoles et bien peu parmi les Européens. »
M. Levacher, qui a longtemps habité les Antilles, dit dans son
ouvrage *(Guide médical aux Antilles)* : « Si d'un côté je voyais
la phthisie exercer ses ravages sur les créoles, je me convainquis,
d'autre part, que ses progrès se ralentissaient sur les Européens
qui venaient habiter parmi nous. Ceux-ci reprenaient une nouvelle
existence ; ils vivaient plusieurs années sans ressentir aucun sym-
ptôme de leur maladie ; plusieurs pouvaient partir et présenter tous
les caractères d'une guérison apparente ; ils pouvaient même
guérir. » Enfin, J. Copland ajoute : « Les personnes très disposées
à la phthisie, ou qui sont déjà arrivées à la première période de
l'affection, trouveront dans le séjour des Indes occidentales une
des mesures prophylactiques sur laquelle ils peuvent le mieux
compter. »

Quant à l'île de Madère, où les médecins anglais envoient en
grand nombre les phthisiques, voici un relevé qui pourra fixer
l'opinion sur l'efficacité de son climat:

PREMIER TABLEAU : *Cas de phthisie confirmée.*

Nombre de cas.	47
Individus morts pendant les six mois de leur arrivée à Madère.	31
Individus retournés en Europe pendant l'été, et morts.	6
Individus restés dans l'île et morts plus tard.	6
Individus dont on n'a pas entendu parler	3
Total	47

DEUXIÈME TABLEAU : *Phthisie commençante.*

Nombre de cas.	35
Individus soulagés à leur départ de l'île, et dont on a eu ultérieurement de bonnes nouvelles	26
Individus soulagés, mais perdus de vue	5
Individus morts depuis.	4
Total	35

De ces tableaux il faudrait conclure (conclusion formulée déjà par Bayle, MM. Andral, Fournet, et la plupart des auteurs anciens et modernes) que les voyages et le séjour dans les pays chauds ne sont profitables que dans la première période de la phthisie pulmonaire, et qu'à une époque avancée de la maladie il est inutile et souvent nuisible de faire voyager les malades.

Du reste, l'expérience constante et générale de tous les médecins a établi que dans les maladies de longue durée, le déplacement, le changement de lieu, étaient avantageux. Dans les premiers temps de la phthisie, à cette époque de la maladie que Clarcke a désignée sous le nom de *cachexie tuberculeuse,* les voyages continués pendant quelques mois, mais en plein air, et non dans des voitures fermées, disposés de telle sorte qu'il soit possible de s'arrêter tous les deux jours, non pour se reposer, mais, comme le dit M. Dujat, pour alterner l'exercice actif de la marche avec l'exercice passif de la voiture, des voyages ainsi faits sont très utiles, et plusieurs malades n'ont dû leur salut qu'à ce moyen.

M. le docteur Fournet a écrit une belle page sur l'utilité des voyages. Nous ne résistons pas au plaisir de la reproduire : « Indépendamment de la considération du changement de climat, les voyages, considérés d'une manière générale, ont de grands avantages pour les personnes menacées de phthisie, ou atteintes du premier degré de cette affection. Ils font une heureuse diversion dans la vie morale et physique de ces personnes. La triste monotonie, compagne ordinaire de la vie étroite et recluse, l'inquiète réflexion, le sentiment de l'impuissance, qui sans cesse se présente à côté du désir de faire, contribuent beaucoup à faire naître et à entretenir cet état d'allanguissement général des fonctions que présentent les phthisiques sédentaires, et qui est une des circonstances les plus favorables à l'accroissement successif de la cachexie tuberculeuse et de la phthisie pulmonaire. En voyage, au contraire, le changement fréquent de sensations ranime à chaque moment, et aiguillonne les fonctions du système nerveux ; attirée à l'extérieur par la variété des objets qui se succèdent, la réflexion se déploie sur ces objets, elle prend leur teinte gaie, leur caractère mobile; la sensibilité du malade renaît aux douceurs de la vie ; une salutaire activité se répand dans tout son être; chaque fonction prend sa part de cette heureuse stimulation. L'estomac est moins difficile sur le choix des aliments ; l'assimilation est plus complète et plus facile; les organes respiratoires supportent un air plus pur et plus varié dans sa température; la respiration semble se faire mieux ; la circulation s'active par l'exercice; la légère fatigue du jour rend plus profond le sommeil de la nuit. Cette grande impressionnabilité morbide aux excitants extérieurs, qui sans cesse réveillait dans la pensée du malade le sentiment de sa faiblesse, diminue chaque jour et laisse rentrer dans son esprit des pensées d'avenir. Enfin, de l'avis de presque tous les observateurs qui ont étudié cette question, et parmi eux je m'empresse de citer le docteur Johnson, la vie de voyage est favorable aux phthisiques du premier degré et aux personnes menacées de le devenir. Mais ces voyages ne doivent être entrepris que dans la saison de l'été, au moins dans nos climats; et on ne doit pas oublier qu'ils ne peuvent être salutaires qu'à la condition de s'entourer de tous les soins d'hygiène que j'indique dans les chapitres qui précèdent ou qui suivent. Malheureusement il n'y a que les personnes riches qui puissent user de ce moyen. L'observation, l'expérience, mettent à peu près au même rang d'utilité les voyages par terre et par mer. » *(Recherches cliniques sur l'auscultation,* etc., p. 850.)

Nous ne partageons pas entièrement cette dernière opinon de M. Fournet sur le degré pareil d'utilité des voyages par terre et par mer. Nous sommes autorisé à penser, par plusieurs faits rapportés par des auteurs dignes de foi, et par ceux que nous avons eu occasion d'observer nous-même, que les voyages sur mer ont un bien plus haut degré d'utilité que les voyages sur terre. Gilchrist, qui a publié un livre curieux sur ce sujet, cite des exemples très remarquables de consomption pulmonaire très bien guérie après une navigation plus ou moins longue. M. le d^r Dujat leur reconnaissait aussi d'incontestables avantages : « Les longues navigations, dit-il, qui, en quelques semaines, font passer par des latitudes si différentes, sont très salutaires aux personnes maladives : l'air, à la mer, est plus pur, plus agité ; on y reste exposé tout le jour ; il agit peut-être plus de cette manière qu'en vertu de principes particuliers qu'il contiendrait (1). Le mouvement du navire produit une légère excitation de tout le système ; le mal de mer des premiers jours du voyage donne lieu à une perturbation qui devient très favorable à la digestion.

» Les rhumes sont très rares dans les hautes mers ; c'est un fait reconnu par tous les marins : Gilchrist l'avait déjà constaté ; mais lorsqu'on arrive sur la sonde, ils commencent à se manifester. Non seulement les voyages de mer sont avantageux dans la cachexie tuberculeuse, mais aussi ils suspendent les progrès de la phthisie confirmée. Mon ami le docteur Pichorel a fait un voyage au Bengale avec un officier de navire marchand, qui, malgré son état phthisique assez avancé, a été embarqué sur l'assurance donnée par le docteur Huet, chirurgien de la marine au Havre, que le voyage, loin d'augmenter les symptômes, arrêterait la marche de la phthisie. En effet, à son arrivée à Calcutta, après quatre mois de mer, cet homme se trouva beaucoup mieux. Pendant son séjour aux Indes, la maladie a repris sa marche progressive, et pendant le trajet de retour, son état est resté stationnaire ; il est

(1) Cela n'est pas démontré ; il est très remarquable que Gilchrist ait attribué le bien-être des phthisiques pendant la navigation à la respiration d'un air tout imprégné de molécules salines.

revenu mourir chez lui. Nous avons ramené de Rio-de-Janeiro un matelot phthisique que plusieurs médecins avaient jugé ne pouvoir vivre jusqu'à la fin du voyage. Il avait des signes évidents de caverne au sommet du poumon gauche ; les sueurs étaient abondantes, la faiblesse très grande. Cet homme s'est mieux trouvé dès le moment de son embarquement ; il a repris un peu de force ; son appétit est devenu vif ; il mangeait plus que je ne lui accordais ; plusieurs fois les symptômes de la phthisie ont reparu plus graves à la suite d'indigestion avec vomissements et diarrhée ; cependant, malgré ces circonstances fâcheuses, à notre arrivée au Havre, il était mieux qu'au départ. » *Loc. cit.*)

En résumé, il est fort difficile de désigner aux malades les climats qu'ils devront habiter.

Dans les conseils que le médecin est appelé à donner, il faut qu'il tienne compte de l'état plus ou moins avancé de la maladie. Malgré quelques observations rapportées par les auteurs, il est très dangereux en général de déplacer un phthisique à la dernière période de la maladie.

Le passage brusque d'un pays froid dans un pays chaud n'est pas sans danger. La condition la plus favorable serait une transition ménagée.

Les voyages sur terre et sur mer, et surtout ces derniers, paraissent avoir une influence heureuse sur la marche de la phthisie pulmonaire.

Cette influence sera d'autant plus marquée que la maladie sera plus rapprochée de l'époque de son début.

Les avantages du séjour dans les climats chauds et des voyages, seront presque toujours certains quand les malades en seront encore à l'état de prédisposition ou de cachexie tuberculeuse.

Je sais bien que les faits et les opinions que je viens de rappeler sont contestés et combattus par la statistique inexorable de M. J.

Rochard. Je vois aussi que mes conclusions finales sur ce point ne s'éloignent par beaucoup de celles de cet honorable confrère; cependant, plus que lui, je tiens compte de ces faits de tradition et d'observation et je ne crois pas que son mémoire ait dit le dernier mot sur cette question intéressante.

XV.

INCIDENT.

En publiant la lettre qu'on va lire, j'ai hésité pour en supprimer les passages où mon excellent et savant correspondant parle de mes faibles efforts d'une façon beaucoup trop bienveillante et que je ne peux accepter. Supprimer l'expression de sa pensée, c'eût été, ai-je cru, en suspecter la sincérité, et tout en reconnaissant que mon honorable confrère se trompe sur mon compte, j'ai voulu lui laisser toute la responsabilité de son erreur. Heureux, d'ailleurs, les hommes qui ne se trompent que par excès de bienveillance !

Il est quelques points de cette lettre sur lesquels je ne suis pas complétement d'accord avec mon honorable correspondant. Mais je ne peux allonger outre mesure cette publication, déjà trop longue. Je trouverai peut-être prochainement l'occasion de lui soumettre mes doutes et mes objections.   A. L.

Sillery, 9 Octobre 1856.

Cher confrère et ami,

A mesure que paraissaient vos intéressants articles sur la phthisie pulmonaire, je prenais des notes et j'attendais la fin de votre grande entreprise pour vous communiquer mon sentiment et mes réflexions à cet égard.

Partant d'un exposé simple, clair et précis d'un mode de traitement nouveau de la phthisie pulmonaire, traitement dont vous suivez l'application et les effets, à notre connaissance à tous, depuis un grand nombre d'années, vous n'avez pas tardé à élargir votre terrain et à le transformer en une vaste arène, où vous conviez toutes les forces de la science et de la pratique contre une maladie qui, jusqu'à présent, semble avoir défié les efforts du rationalisme et de l'empirisme.

Vous entrez seul en campagne et vous avez le talent d'amener une armée derrière vous : n'est-ce point là ce que vous avez fait pour le choléra, pour le vitalisme et pour tant d'autres problèmes du premier ordre? Oui c'est bien votre méthode d'élucider les grandes questions, méthode qui fait la base et l'honneur de l'Union Médicale.

Nous voilà donc tous mis en demeure d'apporter notre bagage, pratique et scientifique contre la phthisie pulmonaire, depuis le remède de bonne femme, depuis les médicaments et les médications empiriques, jusqu'au rationalisme le plus élevé, jusqu'aux déductions les plus sûres et les plus larges des conditions essentielles à la vie *intùs et extrà :* l'action sur elle des aliments, des vêtements, des habitations, des climats, des vents, des eaux, des conditions morales, etc. C'est bien là une question hippocratiquement posée, et, par cela seul qu'un publiciste habile croit pouvoir la poser au monde médical de son époque, il constate un retour vers les hautes régions de notre art et l'abandon des systèmes exclusifs.

Grâces vous soient rendues au nom du progrès que vous constatez : Merci pour l'avenir de notre noble mission!

Je vous aurais dit cela et d'autres choses encore avec la plus pure conviction et la plus grande simplicité de cœur, si vous ne m'aviez point cité avec des éloges que je ne mérite pas ; que puis-je vous écrire maintenant qui ne me fasse déchoir? Je me sens tout honteux du mince tribut que je vous apporte : c'est bien fait au surplus, n'est-il pas juste que je sois humilié ?

Et tout d'abord je vous déclare avoir traité, *entrepris* même avec des points de vue que je croyais rationnels, bien qu'ils s'éloignassent de la voie commune, bon nombre de phthisies à différents degrés, et dans tous les cas avec un insuccès complet.

Pourtant j'ai constamment conseillé, dans la première période, les voyages vers le Midi, les distractions, les exercices les plus appropriés aux goûts des malades : l'habitation dans des appartements bien éclairés, bien aérés, au Sud ou au Sud-Ouest ; un régime alimentaire composé de viandes faites et rôties, sans exclure les bons fruits et les légumes ; la fréquence des repas, le laitage sucré pour la nuit, l'usage du vin vieux, la flanelle sur la peau et les vêtements chauds. J'ajoutais à ces moyens hygiéniques l'usage des ferrugineux porté graduellement à haute dose, ou celui de l'iode sous forme de teinture ou d'iodures, dans l'espoir de modifier les fluides.

A la deuxième période, j'ajoutais à ces moyens les emplâtres toniques et excitants entre les deux épaules, pour fortifier et stimuler l'innervation : les laxatifs salins pour rétablir les facultés digestives, le massage et les frictions à toute la surface du corps pour suppléer l'exercice.

Malgré tous mes efforts, la troisième période est constamment survenue, et la mort a emporté plus ou moins rapidement tous mes phthisiques au milieu du cortége ordinaire des dérivatifs, des antispasmodiques et des émollients.

J'ai donc été conduit, par ces résultats fâcheux, à conclure avec vous, et avec un grand nombre de nos confrères, que la phthisie était une diathèse *sui generis*, contre laquelle un spécifique, aidé d'un ensemble de conditions physiques, hygiéniques et morales, devait seul obtenir succès.

Ce spécifique n'est point dans les ferrugineux, il n'est point dans les préparations d'iode; du moins leurs effets ont été négatifs entre mes mains. L'avez-vous trouvé dans le chlorure de sodium?

Bien que l'usage universel du chlorure de sodium dans l'alimentation humaine conduise à douter de son action spéciale contre la phthisie, néanmoins, les faits incontestables que vous m'avez fait connaître, long-temps avant de vous décider à les produire, ne me permettent pas de révoquer en doute son efficacité sous la modification que vous prescrivez.

Rien n'est plus fécond qu'un fait empiriquement prouvé, parce qu'il est la base d'une foule de déductions rationnelles; par exemple, s'il est démontré, dès à présent ou ultérieurement, que le chlorure de sodium, modifié par les actions organiques d'un animal et excrété avec le lait, détruit la diathèse phthisique ou la modifie de façon à en arrêter les fatales conséquences, il y a lieu de se demander si c'est par suite d'une transformation du sel, si un lactate de soude n'est point l'agent de la guérison, ou si cet agent ne réside pas dans le chlore ou la soude devenus libres.

Pourquoi vous servez-vous toujours de l'expression *lait chloruré*? Moi, j'incline à lui substituer celle de lait sodé : 1° parce que, parmi les autres spécifiques, ce sont toujours les radicaux métalliques, métalloïdes ou végétaux qui portent en eux-mêmes la vertu spécifique. Ainsi, le mercure, le fer, le soufre, l'iode, la quinine, semblent agir seuls; leurs modificateurs ne paraissent agir qu'en les rendant plus ou moins assimilables; 2° parce que la soude est un alcali qui entre dans la composition de nos humeurs pour les fluidifier, et qu'elle peut constituer un des dissolvants des tubercules les plus généraux et les plus puissants ; 3° parce que, parmi les laxatifs salins, j'ai toujours reconnu, dans ceux à base de soude, une action générale bienfaisante, indépendante de l'action purgative. Cette distinction est loin d'être indifférente, car elle peut conduire à des préparations d'une efficacité plus prompte et plus évidente.

Voyez ce qui s'est passé pour l'usage des ferrugineux : lorsqu'on employait les boules de Nancy et les clous rouillés dans l'eau, l'action favorable du fer n'était pas douteuse, mais elle était bien faible, bien lente et souvent bien insuffisante ; mais depuis que le docteur Blaud a formulé l'emploi du sulfate de fer, les ferrugineux ont une action sûre, rapide et merveilleuse. Il en a été de même pour les quinquinas, lorsque leur principe actif a été bien préparé par MM. Pelletier et Caventou.

A propos des quinquinas, permettez-moi une petite critique qui, pour s'adresser à vous aujourd'hui, ne s'étend pas moins pour cela à la grande majorité des prescriptions de nos confrères. Vous recommandez une infusion de quinquina dans l'eau, et vous proscrivez le café ; mais le café et le quinquina sont des congénères jouissant des mêmes propriétés et des mêmes vertus toniques et fébrifuges ; tous deux sont de la famille des rubiacées, pentandrie monogynie. Le quinquina et le café modifient le système nerveux dans un sens analogue diamétralement opposé à l'action du vin et des autres alcooliques. Je vous cite là le résumé de vingt ans d'observation. En thérapeutique, vous obtenez de trois tasses de café tous les effets de 30 centigrammes de sulfate de quinine ; et en hygiène, vous obtenez de 10 centigrammes de sulfate de quinine tous les effets d'une tasse de café à l'eau. Le café et le quinquina m'ont toujours paru avoir un effet désagréable sur le système nerveux des phthisiques arrivés au deuxième et au troisième degrés ; dans le premier degré, au contraire, les fonctions digestives semblent gagner à leur usage.

Parmi les adjuvants du traitement si sage et si rationnel que vous prescrivez, je regrette de ne pas trouver l'application, entre les deux épaules, des emplâtres résineux, depuis la première vertèbre dorsale jusqu'à la neuvième ou dixième. Aucun moyen ne m'a paru plus constant et plus efficace pour faire disparaître en peu de jours les altérations des muqueuses pituitaires pharyngiennes, laryngées et bronchiques. Une de ces préparations surtout (et c'est la plus facile à appliquer et à garder), l'emplâtre *du pauvre homme,* dont je fais un usage énorme depuis douze à quinze ans avec un succès constant, enlève rapidement tous les embarras accessoires des fosses nasales, de la gorge, du larynx et des bronches ; et dans la phthisie, même tuberculeuse, son usage permanent apporte un soulagement que les malades n'hésitent pas à proclamer; tous déclarent que cet emplâtre entretient, entre les deux épaules une chaleur douce et permanente qui les fortifie, diminue leur toux et facilite leur expectoration : on ne doit pas être surpris de cet effet, anatomiquement et physiologiquement parlant, puisque c'est en ce point de la colonne vertébrale que se résument et se divisent la plupart des filets rachidiens qui vont porter la stimulation et la vie dans les parois et dans la profondeur des organes thoraciques. Chez tous les animaux, cette partie de la colonne vertébrale est protégée par une toison ou un duvet beaucoup plus épais et plus chaud que partout ailleurs ; tandis que chez l'homme, amaigri surtout, elle demeure sans défense contre les actions extérieures ; aussi le sentiment du froid en ce point est-il presque général chez les phthisiques, et à ce sentiment de froid une douleur réelle se joint presque toujours sous la pression du doigt exercée sur les quatrième, cinquième, sixième et septième vertèbres dorsales.

Pardonnez-moi ces mesquineries : elles ne devraient pas se produire entre vos belles considérations et vos larges points de vue ; la lettre du docteur Rufz, par sa profession de foi tranchée, par ses allures énergiques, ses tendances précises, que j'admire et que j'adopte entièrement, aurait dû me servir d'avertissement et de modèle pour répondre dignement à vos intentions, mais, je vous l'ai dit, vous m'avez mis en défaut : aussi n'ai-je plus qu'une observation à vous présenter pour l'acquit de ma conscience et j'ai fini.

La pression atmosphérique a toujours été, à mes yeux, le régulateur capital du jeu et de la santé des poumons. Bien plus, elle est le modificateur le plus puissant de la vie après la température externe des animaux.

Notre corps ne fonctionne, nos tissus ne restent condensés, nos fluides ne circulent dans nos vaisseaux, qu'à la condition expresse et absolue que nous sommes pressés en tous sens avec la force extraordinaire d'un kilogramme par centimètre carré ; un peu plus, un peu moins, suivant les variations barométriques. Si cette pression disparaissait entièrement, notre mort serait instantanée, et à mesure qu'elle diminuerait, nos tissus se boursouffleraient, le sang et les autres fluides sortiraient de leurs vaisseaux et s'extravaseraient par les muqueuses pituitaires et pulmonaires d'abord, puis par la peau. Nous connaissons tous cette vérité, et nous en voyons partiellement les effets par les ventouses, qui ne sont sont autre chose que la diminution de la pression extérieure en un point de la surface du corps; et nous savons aussi quelle prodigieuse influence exercent sur l'organisme les bottes du docteur Junod.

Si la diminution de pression atmosphérique appliquée extérieurement

modifie si profondément les tissus les plus résistants et les moins perméables, quelle influence ne doit-elle pas avoir sur les surfaces si délicates et si poreuses des muqueuses pulmonaires ? On sait que chaque
abaissement de 1 millimètre du baromètre entraîne une diminution d'environ 1 gramme 1/3 de pression par centimètre carré des muqueuses
pulmonaires, et que les variations extrêmes du baromètre étant, sous
notre latitude et dans notre climat, d'à peu près 60 millimètres, la pression sur les muqueuses pulmonaires est de 80 grammes par centimètre
carré de plus au beau fixe et de 80 grammes de moins à la grande pluie
ou à la tempête.

D'un autre côté, l'expérience de tous les temps et de tous les lieux a
montré que les phthisiques sont plus souffrants et plus menacés quand
la pression barométrique diminue, et en proportion de sa diminution ;
et qu'ils se trouvent beaucoup plus forts et plus à l'aise quand le baromètre est au beau fixe : un médecin d'hôpital, météorologiste, peut, avant
d'entrer dans ses salles de phthisiques, prévoir comment ses malades se
portent s'il a pris la hauteur de son baromètre : il peut même, si le baromètre est descendu très bas pendant la nuit, dire à l'avance : tel et tel
numéros sont morts cette nuit : il se trompe rarement. J'ai fait ces
remarques bien des fois dans les salles de M. Lerminier et de M. Rullier
à l'hôpital de la Charité, étant encore étudiant, et bien des fois depuis
dans ma pratique.

Un autre fait constaté par les observations traditionnelles n'est pas
moins exact : c'est que les époques équinoxiales sont généralement les plus
funestes aux phthisiques : la cause en est évidemment aussi dans les
variations barométriques, car les solstices, par contre, soit d'hiver, soit
d'été, sont le meilleur temps de ces malades, et c'est aux équinoxes que
se produisent les plus grands écarts de pression barométrique, et surtout
les plus grands abaissements, tandis que l'été et l'hiver, le baromètre
est plus stable et plus élevé en moyenne qu'au printemps et à l'automne.

On ignore généralement que l'océan atmosphérique a ses marées
haute et basse deux fois par jour comme l'océan maritime, qu'il a ses
hautes marés aux équinoxes, et ses basses marées aux solstices. Ce phénomène entrevu et légèrement étudié jusqu'ici sous le nom de variations
horaires du baromètre est indépendant des perturbations variables et
accidentelles de l'atmosphère ; il se produit constamment chaque jour,
chaque année, et il suit exactement les marées océaniques dans un ordre
inverse, c'est-à-dire les hautes marées correspondant aux plus basses
pressions, et les hautes pressions représentant les basses marées.

Ceci posé, la détermination des lieux les plus convenables aux phthisiques peut devenir tout à fait rationnelle : ainsi le voisinage de la mer où la hauteur moyenne du baromètre est de 760 millimètres, sera plus favorable que le département de la Seine où cette hauteur est de 755 millimètres. Cette dernière station sera plus favorable que celle du Mont-Dore où la pression moyenne est représentée par 600 millimètres. Ce n'est pas tout, les régions intertropicales où les variations barométriques sont à peine de 4 à 5 millimètres, seront beaucoup meilleures que nos régions, où les écarts barométriques comptent jusqu'à 60 millimètres. L'expérience au surplus paraît encore en ceci parfaitement d'accord avec la théorie.

Ici se place naturellement une induction plus importante encore en ce qu'elle peut fournir immédiatement et chez nous un adjuvant de première force, non seulement à la thérapeutique de la phthisie pulmonaire, mais encore à la thérapeutique d'un grand nombre d'autres maladies : je veux parler de l'augmentation artificielle, graduelle et constante de la pression atmosphérique.

Le docteur Pravas a déjà fait, dans ce sens, des travaux et des expériences d'une grande valeur, il est fâcheux qu'il ne leur ait pas donné plus d'extension.

Rien ne serait plus simple pourtant que de préparer des appartements et même des salles d'hôpital de première grandeur où les malades trouveraient réunis, à une pression constante de l'atmosphère, portée à 800 à 900 millimètres de mercure au besoin, toutes les conditions de l'hygiène la plus parfaite, la lumière, la chaleur et le renouvellement abondant de l'air respirable : une soufflerie de quatre chevaux vapeur suffirait à la plus large alimentation désirable d'une salle de 100 malades, avec les entrées et les sorties du service. Une ou plusieurs soupapes d'échappement régularisées à la pression intérieure à entretenir, des portes éclusières pour l'entrée et la sortie, telles seraient, avec l'imperméabilité des fenêtres et des parois, les dispositions à établir. Je le répète, rien n'est plus simple et plus facile à installer et j'ajoute, qu'une telle installation serait fort peu coûteuse, en comparaison surtout des services qu'elle pourrait rendre. Je ne crains pas d'avancer que si, à défaut de l'administration des hospices, une maison de santé créait un pareil établissement, elle y trouverait des avantages positifs.

En effet, cette compression réparatrice et tonique de l'atmosphère, exempte de toute influence extérieure et de toute variation, devrait avoir sur les poumons une influence remarquable et pour ainsi dire immédiate : d'abord elle ferait, à n'en pas douter, cesser toute hémoptysie en rapprochant les tissus ulcérés, et en affermissant les surfaces des muqueuses ; elle présenterait, en second lieu, plus d'oxygène aux surfaces restées saines et soutiendrait ainsi la vie en rendant sa fonction la plus importante, la respiration, plus complète; enfin elle présenterait toute la série des effets opposés à ceux des ventouses et de la diminution de pression.

Je ne comprends pas comment une application aussi importante de la physique médicale n'a pas encore été faite à la phthisie et à d'autres maladies, et comment elle n'a été l'objet d'aucune expérience suivie même sur les animaux.

Si le lait sodé ou chloruré doit, par votre excellente méthode, modifier les fluides des phthisiques et même dissoudre la matière tuberculeuse, je n'hésite pas à croire que la pression atmosphérique augmentée artificiellement et maintenue constante, sera le complément indispensable de cette belle découverte pour la guérison de la phthisie pulmonaire.

Agréez, mon cher confrère et ami, l'expression de mes sentiments les plus dévoués.

Dr Jules GUYOT.

XVI.

Eaux minérales. — C'est le point le plus délicat, le plus difficile, le plus obscur, et j'ose dire le plus grave de la question de la thérapeutique de la phthisie pulmonaire.

J'exprimerai d'abord un regret et une plainte.

Un regret, de ce que les médecins qui exercent près des sources renommées comme favorables à la guérison de la phthisie pulmonaire, n'aient pas publié les résultats de leur pratique et n'aient pas doté l'art et la science d'un travail véritablement sérieux sur les indications de l'emploi de l'hydrologie dans le traitement de cette terrible maladie.

Une plainte, c'est que ces mêmes médecins qui connaissent, qui doivent connaître, ou bien ils ne sont utiles à rien, les véritables indications de telles ou telles sources, semblent s'envelopper d'ombre et de mystère, et laissent leurs confrères, en présence de ce sphynx pathologique, lui servir trop souvent de pourvoyeurs de victimes.

C'est en effet pour moi une conviction profonde, basée sur un grand nombre de faits, que l'emploi irrationnel des eaux minérales précipite la marche et hâte la terminaison funeste de la phthisie pulmonaire.

L'emploi des eaux minérales est pourtant une banalité thérapeutique, et que la plupart des médecins conseillent comme par acquit de conscience.

Eh bien! je ne crains pas de faire appel à leur conscience et de les supplier de dire s'ils savent et sur quelles données d'observations ils savent :

Quelles sont les eaux dont l'emploi s'est trouvé le plus favorable à la guérison de la phthisie;

A quelle époque de la phthisie elles se sont montrées favorables;

A quelles formes de la phthisie elles ont été favorables;

Combien de temps a duré cette action favorable.

Pour moi, je le déclare, je ne sais pas le premier mot de tout cela, et mon esprit flotte dans la plus pénible incertitude, quand je vois des médecins que j'estime et que j'honore conseiller et vanter, celui-ci des eaux chaudes, celui-là des eaux froides, l'un des sulfu· reuses, l'autre des salines, ici des gazeuses, là des bromurées, des iodées, des arsénicales, mais tous faire le plus pompeux éloge de leur source de prédilection.

Où est la vérité dans tout cela?

Elle est sans doute un peu partout, mais à côté de l'erreur dont il serait si important de pouvoir la dégager.

Il est probable que succès et insuccès de l'emploi des eaux minérales tiennent à la diversité des formes de la maladie, comme de la même cause dépend le résultat très différent de quelques autres médicaments très employés dans le traitement de la phthisie.

La collection de phénomènes pathologiques dont l'ensemble

constitue la phthisie pulmonaire, présente au thérapeutiste deux éléments également dignes de son attention et sans la considération desquels il pourra égarer son traitement dans des voies inutiles ou dangereuses :

L'élément local, anatomique, toujours le même, le tubercule, émanation et produit de

L'élément général ou diathésique, celui-ci variable, complexe et imprimant à la maladie toute sa phénoménalité symptomatique, sa marche lente ou rapide, son retentissement plus ou moins sensible sur l'économie, sa terminaison, enfin, qui, grâce à lui, n'est pas toujours fatalement mortelle.

Les anciens médecins, moins préoccupés que nous ne le sommes de l'état local dont la découverte de l'auscultation nous permet de suivre toutes les phases, avaient admis des formes nombreuses de la phthisie, trop nombreuses sans doute, et qui toutes ne sont pas légitimes; mais n'avons-nous pas été trop loin nous-mêmes, en concentrant toute notre attention sur cet état local, et en ne tenant pas un compte suffisant des modifications évidentes que lui imprime l'état diathésique?

Le tubercule, sorte de corps étranger que le sang dépose dans le poumon, s'y conduira différemment selon l'état général de l'économie.

C'est une graine qui va passer toutes les phases de la germination, selon le terrain qu'elle rencontre et les milieux qui l'environnent.

N'est-il pas vrai que vous voyez ici des tuberculisations marcher avec une rapidité effrayante, là avec une lenteur incalculable? N'est-il pas vrai qu'il est des tubercules qui ne germent jamais, pour ainsi dire, et qui, déposés dans le poumon, ne donnent lieu à aucun retentissement appréciable sur l'économie?

A quoi rapporter ces différences, si ce n'est à la constitution, à l'état général, à la diathèse?

Et comment dès lors admettre qu'un modificateur général aussi puissant que les eaux minérales puisse uniformément agir sur une affection générale aussi diverse et à manifestations aussi dissemblables?

Théoriquement, je n'en crois rien; expérimentalement, j'ai la preuve du contraire. Que chacun dise ce qu'il a vu sur ce point, et la lumière se fera peut-être. Quant à moi, voici ce que j'ai vu:

Le phthisique dont les tubercules sont encore à l'état de crudité, mais qui tousse beaucoup, qui maigrit rapidement, qui a une petite fièvre continue ou avec exacerbation le soir, dont la maladie, en un mot, présente la forme inflammatoire à ses divers degrés, ce phthisique ne retire aucun bénéfice d'une saison aux eaux, aux eaux quelconques, sulfureuses ou salines, dont l'emploi n'éveille au contraire qu'une excitation nouvelle qui donne plus d'activité et de rapidité à la marche de la maladie.

J'ai vu cependant quelques exceptions à ce résultat très général, et les malades qui les ont présentées avaient passé leur saison à une source sulfureuse *froide*.

Dans ces conditions, je n'ai vu non plus aucune amélioration survenir de l'emploi de l'huile de foie de morue, médicament si généralement employé et si irrationnellement quelquefois. Dans la forme inflammatoire, l'huile de poisson est un médicament plus nuisible qu'utile. Et cela se conçoit; l'huile est un aliment respiratoire par excellence; elle vient se brûler dans le poumon; c'est littéralement de l'huile jetée sur le feu.

Si, dans ces conditions malheureusement les plus fréquentes, vous connaissez, sur un point du globe, une eau minérale véritablement *antiphlogistique*, hâtez-vous d'y envoyer vos malades. Moi qui n'en connais pas et qui suis pris d'une grande appréhension à l'endroit des eaux minérales, je me borne à prescrire à ces phthisiques, le lait de chèvre minéralisé à petites doses par le chlorure de sodium, quelquefois le petit-lait seulement, quand l'élément inflammatoire est trop prédominant, et ma conscience me dit, les résultats me prouvent que je remplis des indications plus rationnelles. Il me semble que j'agis dans une double direction et que j'atteins un double but : calmer, apaiser l'élément local par la diète lactée; influencer l'élément diathésique par le chlorure de sodium, modificateur général d'une grande puissance.

Le phthisique dont la maladie marche avec plus de lenteur, sans retentissement immédiat grave sur la constitution, dont les progrès lents mais continus finiront cependant par altérer sérieusement l'économie s'ils ne sont enrayés, ce phthisique reçoit quelquefois une influence favorable de l'emploi des eaux minérales, et principalement des eaux sulfureuses.

Ici deux cas se présentent, c'est du moins ce que j'ai vu. Tantôt l'excitation inévitable que produit l'eau minérale, le *coup de fouet* qu'elle imprime à l'économie, donne à la phthisie une activité nouvelle. La fièvre s'allume, une réaction inflammatoire se manifeste, les tubercules se ramollissent, et si par bonheur, la tuberculisation n'a envahi qu'une petite portion du poumon, si la diathèse sommeille ou qu'un traitement convenable vienne modérer ou suspendre ses nouvelles manifestations, les petites cavernes vidées peuvent se cicatriser, les phénomènes locaux et généraux s'affaiblir et s'éteindre, et un état de santé relatif satisfaisant peut succéder à cet orage.

Tantôt la tuberculisation a envahi une portion considérable du poumon ou des poumons, et alors l'orage qui éclate ne peut pas être maîtrisé; la fonte tuberculeuse survient avec son triste cortége, ses inexorables symptômes, et le malade qui pouvait vivre plusieurs années peut-être, succombe avant l'heure par les suites de cette excitation hydropathique.

Ainsi, pour cette forme de la phthisie, l'emploi des eaux minérales est une sorte de défi jeté à la nature ; le médecin la provoque ; il sortira de la lutte vainqueur ou vaincu, selon qu'il aura suffisamment considéré l'étendue de la lésion locale et les forces réactives de la constitution.

XVII.

Eaux minérales (suite). — Il serait donc vrai de dire, si mon expérience personnelle était concordante avec celle de la majorité des praticiens, que l'envoi d'un phthisique aux eaux minérales est une sorte de coup de dez thérapeutique, où le joueur, c'est-à-dire le pauvre malade, a beaucoup plus de chances contre que pour lui.

Je ne peux dissimuler qu'en écrivant ce qui précède, je suis sous l'impression pénible de trois faits dont je viens d'être témoin coup sur coup et concernant trois malheureux phthisiques, dont deux, revenus à grand'peine à Paris des eaux pyrénéennes, ont eu juste le temps d'arriver pour mourir au sein de leur famille, et dont le troisième, étranger de distinction, sera bien heureux s'il revoit sa patrie. Ces trois phthisiques se trouvaient, à leur départ pour les eaux, dans un état tel, qu'avec le traitement banal et même par la simple expectation, on pouvait leur prédire au moins un an d'existence. Il n'y a pas de doute pour moi que l'usage, dans ces cas, irrationnel, des eaux minérales, a précipité la marche et hâté la terminaison funeste de la maladie.

Cependant il existe en faveur de l'emploi de certaines eaux minérales, dans le traitement de la phthisie, une tradition antique et universelle, une pratique si générale et si consacrée, que je me sens pris, moi qui ne dédaigne pas la tradition et qui ne méprise pas l'usage, même empirique, comme d'un remords, d'exposer avec tant de liberté mes impressions personnelles. En faisant une part aussi large que possible à l'exagération, aux erreurs de diagnostic, et même, hélas! aux intérêts, il faut qu'il y ait nécessairement quelque chose de vrai et de légitime au fond de cette tradition et de cet usage. Les astronomes assurent que certaines nébuleuses peuvent passer à l'état d'étoile plus ou moins éclatante. Espérons que la question d'hydrologie relative au traitement de la phthisie, aujourd'hui nébuleuse thérapeutique, brillera quelque jour d'un vif éclat sur l'horizon de la pratique. J'ose recommander humblement ce sujet, bien fait pour tenter l'ambition de nos confrères, à la Société d'hydrologie.

Si, dans cet état de clair obscur où se trouve la science à l'égard de l'application des eaux minérales au traitement de la phthisie, il m'était permis d'émettre une opinion, je dirais — et ce disant je croirais me rapprocher beaucoup de l'opinion très autorisée d'un grand nombre de médecins, et surtout de celle si considérable en pareille matière, de M. le docteur Darralde, médecin-inspecteur des Eaux-Bonnes, qui renvoie tous les ans un si grand nombre de phthisiques qui lui sont inconsidérément adressés — je dirais que les eaux minérales ont une action bien plus préventive que curative dans la phthisie; qu'il faut les conseiller plutôt comme prophylaxie que comme traitement; qu'elles s'adressent surtout à l'état d'imminence de la maladie, ou tout au plus à ses premières et légères manifestations sans retentissement encore grave et sérieux sur l'économie, et non à la phthisie confirmée, à celle principalement qui donne lieu à une réaction fébrile sur laquelle elles paraissent avoir une influence rapidement funeste.

Je viens de citer les Eaux-Bonnes; ce sont certainement les sources les plus célèbres et aujourd'hui les plus acclientées pour les maladies de poitrine. J'admets donc que la tradition, en leur faveur, dans la mesure que j'ai indiquée, soit légitime; mais je me demande auquel de leurs principes minéralisateurs elles doivent leur influence et leur action très vive.

Les Eaux-Bonnes — et je ne parle que de la source *Vieille*, la seule que l'on boive — sont des eaux sulfuro-chlorurées. Leur sulfuration est relativement faible (sulfure de sodium $0^{gr},0214$ par litre). Leur chloruration est au contraire considérable (chlorure de sodium $0^{gr},2271$ par litre). Est-ce à leur sulfuration ou à leur chloruration qu'elles doivent leur action élective sur les organes respiratoires? Je n'en sais rien, et je me borne à faire remarquer que le principe ménéralisateur *soufre* est ici tellement confondu avec le principe *chlorure de sodium,* qu'il est bien difficile de faire la part exacte de l'un et de l'autre dans le résultat thérapeutique. Si la sulfuration des eaux était la condition essentielle de leur action favorable sur les organes respiratoires, pourquoi ne s'adresse-t-on pas aux eaux de Luchon ou de Barèges, par exemple, bien autrement sulfureuses que les Eaux-Bonnes? Or, personne ne s'avise, et l'on a bien raison, d'envoyer des phthisiques à Luchon ou à Barèges. Ne serait-on pas tenté de dire que les Eaux-Bonnes agissent favorablement quand ce résultat est obtenu, non parce qu'elles sont sulfureuses, mais quoiqu'elles soient sulfureuses? Et leur action excitante et nuisible à certaines périodes de la maladie, ne doit-elle pas être rapportée précisément à leur sulfuration? La proportion considérable de chlorure de sodium qu'elles renferment doit-elle être considérée comme indifférente?

Ce que je dis des Eaux-Bonnes, je pourrais le dire d'un grand nombre d'autres très employées dans le traitement de la phthisie. Je me bornerai à indiquer, pour quelques-unes, la proportion de chlorure de sodium que contiennent leurs eaux.

			gr.
Mont-Dore	{	César	0,380
		Madelaine	0,296
		Grand-Bain	0,300
Saint-Honoré			0,300
Amélie-les-Bains			0,0418
Le Vernet			0,0121

Je n'ai pas actuellement sous les yeux les analyses des eaux de Cauterets, de St-Sauveur, d'Allevard, etc., qui contiennent aussi de fortes proportions de chlorure de sodium.

Nous possédons en France quelques sources *salées* (notamment à Salies) dont la réputation est peu étendue. Nos salines de l'Est laissent aussi à peu près sans emploi leurs *eaux-mères* qui pourraient rendre de si grands services à la thérapeutique.

Les étrangers n'ont pas imité notre indifférence à cet égard, et depuis quelques années surtout les eaux salées de l'Allemagne, du duché de Nassau, etc., ont acquis une réputation extraordinaire de l'autre côté du Rhin. Je citerai surtout les eaux salées de Soden, qui, visitées cette année même par quelques médecins de Paris, parmi lesquels je me plais à citer mes savants confrères M. Robert et M. Demarquay, ont été trouvées encombrées de malades. Et quels étaient ces malades? Presque tous des phthisiques au début ou dans l'imminence de le devenir, et des scrofuleux. J'ai entendu, relativement à l'action curative de ces eaux, des récits qui m'ont vivement ému et bien propres à m'encourager et à me faire persévérer dans la voie que je suis. Les eaux de Soden contiennent le chlorure de sodium dans les proportions suivantes qui, dans leurs nombreuses sources, varient, pour 16 onces d'eau, de 17 à 114 grains. Je dois à l'obligeance de M. Demarquay communication d'une notice très intéressante sur les eaux de Soden, publiée par le docteur O. Thilenius, médecin de ces eaux, et traduite par M. le docteur Kaula. Je regrette que cette note, déjà beaucoup trop longue, ne me permette pas d'en reproduire ici quelques extraits.

XVIII.

Je termine ici ce travail auquel je ne voulais pas donner une aussi grande extension ; il n'est, à vrai dire, qu'un programme et une sorte de tête de chapitre d'une publication plus étendue que je prépare en ce moment ; je ferai mes efforts pour la rendre moins indigne du public que cette simple note. Je n'ai pu qu'effleurer quelques points principaux de la grave question de la prophylaxie et du traitement de la phthisie pulmonaire ; jetées ainsi au vent de la publicité, sans développement, sans le cortége de démonstration et de faits qu'imposent aujourd'hui les exigences de la littérature médicale, mes convictions auront grand'peine à percer et à échauffer la lourde et froide couche de scepticisme qui étouffe tout aujourd'hui, qui comprime tout élan, toute aspiration et qui ne se plaît que dans la négation stérile et dans la démolition insensée. Il faut du courage aujourd'hui pour oser confesser une foi thérapeutique. Il n'y a pas d'autre alternative pour celui qui affirme sa croyance que de passer pour un ignorant ou pour un spéculateur. Ceux qui ne croient à rien sont seuls les sages, les savants et les purs. Qu'importe, après tout ? Cette implacable maladie qui jette le deuil et la désolation sur le genre humain, qui entre pour un sixième, pour un cinquième, pour un quart, pour un tiers, selon les latitudes, dans la mortalité générale des hommes, qui tue enfants, adolescents, jeunes gens, adultes, vieillards, dans tous les sexes, dans toutes les conditions sociales, cette affection terrible sera toujours pour le médecin véritablement humain et charitable le sujet d'études, de recherches et de tentatives. C'est une tentative de ce genre que j'ai osé faire connaître. Dieu me préserve de la sotte vanité de me croire en possession de la vérité thérapeutique sur cette cruelle maladie. Mais je dirai loyalement que je crois en approcher de plus près que ceux qui ne font rien, qui ne croient à rien, et qui se bornent aux banales formules dont l'expérience des siècles a prouvé l'inanité. Heureux si je pouvais laisser ce souvenir de mon humble passage dans la science, heureux surtout si j'arrachais quelques victimes au monstre de la tuberculisation.

Paris.—Typographie Félix Malteste et Cᵉ, rue des Deux-Portes-St-Sauveur, 22.